姜宏军 著

中医随笔

说说看病、养生那些事

全国百佳图书出版单位

中国中医药出版社

·北京·

图书在版编目（CIP）数据

中医随笔：说说看病、养生那些事/姜宏军著. —
北京：中国中医药出版社，2023. 8
ISBN 978 - 7 - 5132 - 4913 - 3

Ⅰ. ①中… Ⅱ. ①姜… Ⅲ. ①中国医药学－文集
Ⅳ. ①R2-53

中国国家版本馆 CIP 数据核字（2023）第 032413 号

中国中医药出版社出版

北京经济技术开发区科创十三街 31 号院二区 8 号楼
邮政编码 100176
传真 010 - 64405721
三河市同力彩印有限公司印刷
各地新华书店经销

开本 880 × 1230 1/32 印张 7. 75 字数 158 千字
2023 年 8 月第 1 版 2023 年 8 月第 1 次印刷
书号 ISBN 978 - 7 - 5132 - 4913 - 3

定价 39. 00 元
网址 www. cptcm. com

服 务 热 线 010 – 64405510
购 书 热 线 010 – 89535836
维 权 打 假 010 – 64405753

微信服务号 zgzyycbs
微商城网址 https://kdt. im/LIdUGr
官 方 微 博 http://e. weibo. com/cptcm
天猫旗舰店网址 https://zgzyycbs. tmall. com

序　言

欣闻姜宏军医师所著的《中医随笔——说说看病、养生那些事》一书付梓在即，作为徐小圃学术流派的同门传人，诚邀我为本书作序，深感荣幸，且义不容辞。正值国庆佳节，丹桂飘香，拜读大作，获益良多。

当今医学已由以"疾病"为中心转化为以"健康"为中心，健康是医生和患者双方永恒的话题，自古以来就有延年益寿、长生不老的愿望和诸多方法，但是正确、科学地保持健康却并非易事。

姜医生在研习古今中医书籍过程中，深感大多数人实难读懂其深奥文字及所蕴含的丰富内涵，从而需要通俗易懂的中医科普书籍引领入门。为此，他迫切希望能有一本简单易懂而又规范靠谱的中医基础读物问世。这些年他就是抱着创作中医科普的核心思想，争取写出能让大家看得懂的中医书。

姜医生认为健康有三大特点：轻身、延年、不老。首先，轻身就是身心轻快的一种美好感觉，表现为动作轻盈、内心愉悦，就像我们青少年时期那样充满朝气。其次，延年就是长寿，有些八九十岁的老人，他们长期运用中医药知识，采用合理的养生方法，不但生活可以自理，而且还能保持敏捷的思维和矍铄的精神，这无疑是老人们都向往的生活情景。再次，便是不老，看起来比同龄人年轻、耐看而有活力的一种状态，头发乌黑，皱纹少，精气神充沛。

这本书是由姜医生近几年的医学随笔集合而成，全书共分五篇。第一篇"医患故事"，精选了 20 个亲自接诊过的各位男女老幼患者所发生的真实而感人的故事。第二篇"论医解惑"，列举了患者们困惑的 23 个问题，在书中均分别作详细解答。第三篇"闲话养生"，共 19 则，都是针对大家普遍关心的养生防病问题，如春、夏、秋、冬四季养生都该注意些什么等。第四篇"药食两用"，收录多种常用中药，其中突出的是论述药食两用者，从而方便人们根据自己的体质需求而合理选择食材，一举两得。第五篇"治验随笔"，精选了 18 则疑难杂症医案，每一则均用中医药取得了良好的疗效。全书不仅题目新颖，而且内容实用，深入浅出，妙趣横生，引人入胜，使每一位读者充分领略中医的神奇之美。

姜医生与我相识已 20 多年，我们是同一集团中的上海中医药大学附属龙华医院与上海市长宁区天山中医医院之间的第一批师徒结对者之一。他热爱中医，尤其对徐氏扶阳理论极为服膺，对我祖父徐小圃、父亲徐仲才，以及名医祝味菊先生很是敬重，为此主动提出要尊我为师。此后他每周随诊，从不缺席，认真抄方，细致严谨，是我诸多后学中的佼佼者。他在业余时间常到书店购买中医新书，而且同样的新书必买两本，一本收藏，另一本用作精读加批注。他中医理论基础扎实，文字表达能力强，曾任多本中医论著的主编和副主编，并入选"上海市优秀青年中医人才"而接受进一步培养。2017年，在我入选上海市名老中医、成立市名中医工作室时，他是我工作室的主要成员之一，并于2019年在上海市虹桥社区成立了"姜宏军中医工作室"。

姜医生喜读书，尊师重道，注重中医传承，乐于提携后人。他不仅业务精湛，造福桑梓百姓，而且为人忠厚，品德高尚，是一位德艺双馨的中医人，同时也是一位中医科普推广的积极宣传者。

综上所述，乐与为序。

上海中医药大学附属龙华医院教授、博士研究生导师
徐蓉娟
2022年国庆节

前　言

我们翻阅古今中医书籍，或苦于文义的艰涩，或困于医理的难通，尤其是广大患者朋友，想要读一本简单易懂又靠谱的中医书，倒也不是一件容易的事。

同样的困惑其实也存在于医患交流中。作为医生，不仅要精通医理，更要学会把深奥的医理以通俗易懂的形式讲给患者听，解答他们的疑惑，但实际上要把医理讲清楚、说明白同样很难。

为此，这些年我医学创作的核心思想就是科普，要写出一本让大家都看得懂、用得上的中医书。

"姜医生中医夜话"最初是微信公共号的一个专栏，由本人每周撰写一篇文章，在晚上6点发布，日积月累，已有上百篇了，受到很多读者的好评，友人纷纷提议出书一册以便于阅读，因此本人把部分文章重新整理，并加上近几年的医学随笔，汇集而成本书。

全书共分五篇。

第一篇"医患故事"，精选了20篇我和患者的故事，这其中既有大学教授、领导干部，也有普通市民，虽然身份不同，但大家对健康的追求都是一致的。他们每一个人都不是孤立的，而是代表着一类有相同困惑和需求的群体。每一个故事都是真实的，描写着他们面对疾病时的困惑和喜怒哀乐，力求将一个个鲜明的人物活灵活现地展示在读者面前。

第二篇"论医解惑"，是本人这些年针对患者的提问所进行的专门解答。比如"我湿气重吗""我能吃什么""我不能吃什么"等疑问。这些都是广大患者所困惑的事情。相信大家阅读后，有相似困惑的朋友一定会从中找到答案。

第三篇"闲话养生"，是针对我们都关心的养生防病问题，如春、夏、秋、冬养生都该注意些什么，对于感冒、抑郁症、老年痴呆这些常见的疾病该如何预防等。并对如何选择合适的茶叶、如何正确地喝咖啡，以及长期吃中药会不会中毒等问题进行了解答。

第四篇"药食两用"，收录的是本人对常用中药的论述，这其中突出的是药食两用。原来在菜市场、田间地头，以及我们无意间养殖的花卉里，竟有着如此多的治病良药，既是药品同时也是食材。相信这对于我们紧急时能就地取材地用药和进一步了解中医中药，有很大的帮助。

第五篇"治验随笔"，精选了本人有代表性的 18 则医案。每一则医案都是疑难杂症，但是在中医药的治疗下都取得了良好的疗效。和传统医案的写法不同，这里采用的是讲故事的方式，以故事的形式展示出诊疗的全过程。相信读者在轻松的阅读过程中，一定会领略到中医的神奇之美。

健康是我们每个人都渴望拥有的，同时也是最害怕失去的宝贵财富，健康的身心是我们快乐生活的基础和保障。那么，什么才是健康，以及如何才能保持和恢复健康呢？这将是值得我们医患双方探讨的永恒话题。本书的编写目的，就是希望大家阅读后能喜欢上这本书，并能从中找到防病治病的方法，达到"轻身、延年、不老"的健康状态。

恩师徐蓉娟教授不辞辛劳地为本书作序，学生王红媛、魏红侠、宝乐日参与了统稿校对工作，在此一并致谢。

姜宏军

2022 年 12 月

目　录

第四篇　药食两用　　　　　　　　　　　　163

第五篇　治验随笔

第一篇

医患故事

.

轻身延年不老

古书里有很多形象的写法，读起来很有韵味。比如"轻身延年不老"，并不是说吃了之后会长生不老，而是将服药后的反应形象生动地描绘了出来。《神农本草经》作为中医经典著作，非常推荐大家有空时读一读。

"人参味甘……主补五脏，安精神，定魂魄……"

"甘草味甘……主五脏六腑寒热邪气，坚筋骨，长肌肉……"

"久服，轻身，延年，不老。"

一大早，诊室里就传来小迷同学的读书声，她手里捧着的是一本古旧的《神农本草经》，很专注地读着，但似乎很难理解。

"姜老师啊，这个'久服轻身延年不老'是瞎说的吧，难道吃了能成神仙？"她问道。

小迷同学已经来跟诊几个月了，由于教材更多地掺杂了现今人们自己的理解，有时候不能完全真实反映药物本身的功效，所以我把这本《神农本草经》借给她学习，希望她能对药物功效产生更深层次的领悟。

正要回答，老患者王阿姨笑容满面地走进了诊室。

王阿姨今年56岁，半年前时常心慌，经检查是心脏早搏，在我这里治疗以来，早搏已明显减少，这次是来复诊的。

她笑着说道："姜医生啊，吃了你的药以来，早搏好多了，身体也更精神，每天都感觉很轻松。"

"是呀，她越来越年轻了，我们都说她只有四十几岁"，一旁陪她来的李阿姨说道。

确实，王阿姨的治疗效果很好，半年前她被"早搏"折磨得睡不着觉，一副焦虑憔悴的模样，经我辨证论治，确诊为气阴两虚型早搏，经过以益气养阴为主要治则的汤药治疗，她不但早搏很快得到了控制，而且气色也越来越好了。

我看了看小迷同学："你看，现在王阿姨的状况，是不是轻身、延年、不老呢?"

"嗯，太恰当了! 原来古书都是很形象的写法啊!"小迷豁然醒悟地答道。

我说："也不完全是，我们开的处方，如果开对的话，那么患者第一个感觉就是身体轻松，尤其对慢性虚损性疾病，这也是检验治疗正确与否的一个标准。然后随着身体机能的好转，自然寿命会延长，气色也会越来越好，这就是延年和不老啊!"

龙眼肉 15g，酸枣仁 15g，山萸肉 15g，柏子仁 12g，生龙骨 15g，生牡蛎 15g，丹参 9g，太子参 15g，麦冬 9g，五味子 6g，茯神 15g，莲子心 3g。

一边说着，一边帮王阿姨拟好了药方，这次开的是以张锡纯的

"定心汤"为基本方的汤药。

对着这张处方，小迷同学急忙翻开《神农本草经》，读道："麦冬味甘平，主心腹结气……丹参味苦微寒，主心腹邪气……五味子味酸温，主益气，补不足，强阴……"

嗯，"久服，轻身，延年，不老……"

陈教授和他的58粒药片

每天都要吃几十粒药片，这是困扰许多中老年患者的一大问题。这个现象，所患疾病较多固然是其中的一个原因，但每天服用如此多的药片是否科学、是否真的有必要，则值得深入思考。我希望患者每天服用尽量少的药片也一样能达到健康的效果，当然这也要看医生的智慧和患者的配合程度了。

一大早儿，陈教授在友人的介绍下来到了我的诊室。这是一位76岁的老教授，身材矮胖，头发花白并已谢顶，穿着朴素，戴着老式的近视眼镜，看起来只是一个普通的老人。

"听说你中医水平不错，这次特意慕名前来"，陈教授笑着表明来意，"我的病很多，以前看病的资料都带来了，麻烦你帮我好好看看"。他从背包里拿出了一个文件夹，里面夹着几张以前住院的出院小结，清楚地记载着他的主要病情：糖尿病15年，高血压病20年，冠心病10年，高脂血症，骨质疏松，以及失眠等，都是老年常见病。老教授是个细心的人，字写得也很工整，文件夹里其他几张纸记着最近的血压和血糖情况，几乎每天监测，血压大概150/90mmHg，血糖在10.0mmol/L左右波动。

在这些资料里面，一张纸引起了我的注意，原来这是一张服药清单：

治糖尿病：阿卡波糖3片，二甲双胍6片，瑞格列奈3片。

治高血压：硝苯地平1片，缬沙坦2片。

治冠心病：硝酸异山梨酯1片，阿司匹林1片，倍他乐克1片，曲美他嗪6片。

治高血脂：阿托伐他汀1片。

治骨质疏松：钙片1片，氨基葡萄糖6片。

治失眠：安眠药2片。

中成药：通心络、血脂康、保心丸，每天一共24片。

胰岛素：每天打2针。

这样数一数，每天至少要吃58粒药片，还要打2针，我不由得皱了皱眉头。

见我注视着这张清单，老教授叹了口气，苦笑道："姜医生啊，我好苦恼的，每天要吃这么多的药。"

"老教授，您的资料我都看过了，病情也大概了解了，那么您主要有哪些不适呢？"我问道。

"经常胸闷、头晕，现在主要是嘴巴苦，早晨起来特别明显，胃口差，肚子胀气，腰酸背痛，经常腿肿，晚上睡不好，一夜小便五六次。最近心脏科医生建议我去装个支架，我还在犹豫要不要去"，老教授愁眉苦脸地说道。

"那您病了这么久了，为什么不早点去看看中医呢？"一旁来学习的小迷同学问道。

"看了呀，但是看了几个医生，都给我开的中成药。实话告诉你们，给我开的中成药有七八种呢，现在吃的3种是我自己选出来的，否则还要多！"陈教授眼光中闪过一丝得意，但很快就无奈地说道："但是每天吃这么多的药，觉得负担好重，医生关照哪个药都不能停，我亲戚推荐来你这喝汤药，但是不知道能不能坚持下去……"

"舌苔厚腻偏黄，舌质偏红，脉象细滑，这应该是痰湿内盛，应该先开藿香正气散！"诊脉后，一旁的小迷抢着说道。

"但是，他的尺脉很沉细，你注意到了吗？还有，你有没有想过，吃了这么多的药，现在胃口这么差，还能喝下汤药吗？他的这些不适，会不会是药物副作用引起的？我们能不能用一副汤药，解决尽量多的问题呢？"小迷吐了下舌头不吱声了。

"陈教授，不妨我帮您拟定一个治疗方案，我们来做一下减法如何？"我说道，"所有的中成药，都停掉；所有的口服降糖药，都停掉；安眠药，停掉；降脂药，停掉；骨质疏松药，停掉；阿司匹林，停掉。只吃硝苯地平、缬沙坦、倍他乐克这 3 个药就足够了，打的胰岛素针增加一点剂量，其他的问题我用中药帮您解决！"

陈教授愣了一下，吃惊地说："看了这么多的医生，都是给我做的加法，第一次听到有人要给我做减法，反正现在药吃得胃口都没了，就相信你，完全配合你的治疗！"

陈教授的话匣子一下子打开了："我是 20 世纪 60 年代的大学生，是我们乡第一个大学生，也是我们县的高考状元……"我们很吃惊地听着，没想到这位貌不惊人的老人，竟有着如此辉煌的历史。他有些无奈地摇了摇头："退休以后，就一直和病魔做斗争，退休金都用来看病了。哎，一辈子不吃不喝也买不起一套房啊……"

黄芪 30g，知母 9g，丹参 30g，酸枣仁 15g，藿香 9g，佩兰 9g，黄连 9g，鸡内金 15g……我一边听他述说，一边拟出了方药，小迷同学飞快地记着，"这剂药主要功效是益气、活血、化湿、清热、补肾、安神，诸多功效合成一方，每天早晚饭后各吃一次。记得监测血糖，下周再来复诊。"我对陈教授嘱咐道。

第 2 周，陈教授胃口明显好转，嘴巴不那么苦了，除了血糖在 13.0mmol/L 左右略微增高，其余指标都和以前差不多。

第 3 周，胃口很好，嘴巴不苦了，晚上小便减少到 2 次，睡眠质量明显提高，血糖 12.0mmol/L 左右。

第 4 周，只有血糖偏高一点，在 11.0mmol/L 左右，其余病情都明显好转，吃得下，拉得出，睡得好，胸闷、头晕几乎没有发作过。

"我服了！"陈教授笑容满面地说道，"我教了一辈子数学，但面对如此复杂的疾病，面对每天都要吃的 58 粒药片，我真的无所适从。不过很荣幸遇到了你这位会做减法的好医生，我现在每天只吃 4 粒药片，喝 2 包中药，身体竟然比原先还要好很多，祖国的医学真是神奇呀，以后我也要好好研究一下中医！"

如果感到难过，那就大声哭出来吧

面对突如其来的变故和不幸，我们一般会难以接受、意志消沉，甚至会在情绪激动时做出偏激的事情。但是，人生难免坎坷，遇到不幸一定要坚强面对，相信自己一定会挺过去的。如果实在感到难过，那就不妨哭出来，哭是缓解压力的一大法宝。

这天，门诊结束走出诊室时，一个中年女性叫住了我，问："请问你是姜医生吗？"我说："是啊，有什么事？"这是一个看起来很文静的 40 多岁的女性，穿着得体，身体较瘦弱，有些面熟，但我怎么也想不起来是谁了。她笑了笑，说："想不到会在这里遇见你，原来你换了工作单位了，不知你是否还记得那个哭了很久的患者，大概是 10 年前了吧！"

我怔了半晌，记忆一点点地被唤醒。对，是她，没错的，虽然隔了 10 年，但这白皙的面庞仍然没有变。10 年，能让我们忘记的太多太多，但这个只有一面之缘的人却让我时时想起。

"原来你还活着，我还以为你早已不在了呢……"我一时不知该说什么，竟说出了这句话。她也笑了笑："是啊，还活着，不好意思，后来没去找你复诊。但是，很感激，那天让我哭了很久，哭出来了，感觉一下子轻松了，从此坦然面对，竟然熬过来了。谢谢……"

故事要从十几年前说起。那时我还是一个在病房值班的小医生，这天在普通门诊顶班。马上就要到下班时间了，医院已停止挂号，大厅里人影稀疏，我在看最后一个患者，就等着看完下班回家了。这时，大厅里突然传来一个女人声嘶力竭的骂声："还没到 5 点，为什么不能挂号，我今天就是要看，我一定要投诉你们……"（此处省略一些不堪入耳的骂）。然后，导医护士各种解释，但是她反而声音越骂越大。无奈之下，我只好走出诊室，说："好吧，就给她加个号吧。"

她坐在我对面，戴着一个很大的墨镜，穿着一件白色的连衣裙，一双时尚的高跟鞋，情绪仍然很激动，嘴里不停地骂骂咧咧，把医院上上下下能骂的都骂了一遍。谁也不想在下班前接待这样的患者，但既然接诊了，就尽义务帮她看完吧。过了好一会儿，她的情绪才稳定下来，摘下墨镜，露出了白皙的面庞，看上去是跟她的暴躁脾气完全不同的文静，30 岁上下的年纪。

我问道："你有哪些不适？要不先搭个脉吧……"她没有接话，却冷冷地回答道："我得了直肠癌，我不想活了。"空气瞬间凝固了，好冷。过了一会儿，我说："你这个情况，应该去看肿瘤科专家门诊，今天只是普通门诊，而且很晚了，你看……"她情绪稳定了很多，说："是我家里人非要我来看的，我才不要来。"好吧，看来今天只好加班了，我说："那好吧，我今天的时间就留给你，有什么烦恼，说出来吧，说不定能帮到你呢。"

她沉默许久，没想到，竟突然哭了起来，那种伤心欲绝的痛哭，大概十几分钟才逐渐止住，而我只是坐在她对面，就静静地看着她。

"不好意思，医生，我本来不是这个样子的"，她的话匣子打开了，"我不是刚才那个样子的，你知道吗，从小到大，我都是一个极为优秀的人，也因此非常自信，名牌大学毕业，外企已做到了中层。从众多追求者中挑了一个，谈了半年恋爱都快结婚了。然而，1个多月前，我被确诊得了直肠癌……我无法面对这一切，觉得自己是一个最失败、最没用的人，以前那些骄傲、那些光环似乎都不存在了。好不容易燃起了治疗的希望，可是那个成天说要陪着我的男友，竟删除了所有联系方式'失踪'了……所以我崩溃了，脾气也暴躁了，刚才真是对不起。"

听完她的故事，我本想给她讲一些大道理，比如一些身残志坚的故事，但却无法说出口，"确实，你遭遇的这一系列事情，是任何人都无法接受的，说别的都没用，我只想说，生命对我们每个人来说都是唯一的，既然我们来到了这个世界，那我们能做到的就是珍惜她，坦然面对生命的考验……"

我说的这些话，应该是不会打动她的吧，至少我是不信的。她没说什么，我也就这样静静地坐着，时间一分一秒地过去，已经快一个小时了。她竟笑了笑，说："不好意思，医生，请把你的名字告诉我，今天这么晚打扰了，以后我再来找你复诊。"我告诉了她自己的名字和门诊时间，她起身说："谢谢你，我会坚强面对的，再见！"然后，便起身走出了诊室。

行医生涯中，总有一些事情让我难以忘记，或是疑难病的治愈，或是患者殷切的感谢，这位特殊的患者，也让我时时想起，甚至多年来在门诊结束时，常常下意识地要在门口望一望。但是，她并没有来复诊，以后也没再出现。我想，她应该已经不在了吧……

没想到，竟然在10年后偶遇到她！一次次的化疗，她坚强地熬过来了，后来换了份相对轻松的工作，虽然身体憔悴，但心态却变得更加坚强，她还没有结婚，因为这样单身也很好。她笑了笑说，其实那天她是想跳楼的，正好路过医院门口，就拐进来看了。心情压抑了很久，但就在那天痛哭出来之后，竟像脱胎换骨一般轻松。窗外一缕阳光照了进来，映在她白皙的脸庞上，看上去就像一幅美丽的图画。

说心里话，我非常佩服她的坚强，假设某一天自己也遭遇到类似的不幸，不敢想象是不是也能挺过来。作为一名医者，治病不一定非要靠药物，有时一个眼神，几句安慰的话，乃至耐心的倾听，对患者来说都可起到莫大的帮助。另外说说哭，哭是人类情感最真诚的发泄，也是人与人之间信任的一个标志，很多的烦恼忧愁，找个信任的朋友去痛哭一场，去倾诉，真的会好很多呢！

从太紧张到不在乎——关于复诊的故事

人们在突然得了某些疾病的时候，往往一开始会很重视，表现得极为紧张和害怕，但随着时间的推移和病情的好转，渐渐地就不在乎了，甚至盲目地停药，类似文中小刘的患者绝非个案。希望大家对一些慢性疾病能有正确的认识，认真面对，及时复诊和治疗。

这是好多年以前的事儿了。

这天，诊室里走进来几个风尘仆仆的人，她们来自某省的农村，这次是因为儿媳妇小刘生病了，一家人很着急地跑来看病。

小刘，26岁，婚后2年，尚未生育。3个月前出现心慌、多汗、消瘦、手抖，于半月前在当地医院就医，经检查确诊为甲亢。她们既害怕又着急，由于不信任当地的医术，便急忙赶来上海就医。

血检报告那高高低低的数字，提示了甲亢的诊断是很明确的。治疗也不难，我为她拟定了一套中西医结合的治疗方案，西药口服"赛治"，中药以益气养阴、疏肝清热为主要治则。

处方毕，她们便开始不停地问问题，从很具体的什么能吃什么不能吃，到会不会影响生育，所有能想到的问题几乎都问到了。言谈中，感觉得到她们非常着急和紧张。

此后，小刘每周来看诊1次，非常认真地服药，也很严格地控制饮食，就这样治疗了1个多月，她的病情得到了明显改善，复查血指标已基本接近正常，于是她们便返乡了。临别我再三叮嘱她药不能停，指标要定期复查，她连声诺诺。

时间过了很久，大概有1年多吧，她又来找我看诊了。这次让我大感意外，她的血指标又和以前一样严重了，并且眼睛也明显地突起。"这一年里到底发生了什么？"我很诧异地问道。

她说，她回去一共就吃了1个多月的药，因没有任何不舒服，便觉得她的病好了……1年多没有再去医院检查和吃药，饮食也和以前一样随意起来。直至最近症状明显了，这才着急地跑来看病。

小刘刚生病时的着急和紧张，与她后来的漫不经心，形成了鲜明的对比。其实，她的病并不复杂，在当地正规医院完全可以解决，后期只要定期复查和坚持服药，是完全能控制住的。她缺少的是面对疾病正确的态度，太紧张和不在乎都是不妥的。

固执的运动员

出汗多少是判断运动是否过量的一项重要指标。因此，我们主张运动以微汗为宜，长期的大汗极易造成身体机能的亏耗，需要引起重视。合理适度的运动才是可取的，而不要盲目地坚持锻炼。

这天一大早到诊室，一个穿着运动背心和短裤的人跑了进来。

这是一个40岁上下的中年男子，说是"跑"一点也不为过，他浑身上下散发着热气，汗水浸透了衣服，豆大的汗珠顺着脸颊流下，显然是刚刚进行了晨跑。

"你们这出汗能治吗?"

"哦，当然能治，但你要先挂个号，休息一下，以免影响搭脉的准确性"，我答道。

过了半个多小时，轮到他就诊了，这时汗水已经少了很多，但额头上仍沁着汗珠，中等身材，面容看起来有些倦怠，四肢的肌肉倒还健壮，一看便知他是一个经常锻炼的人。

"我今年40岁整，是一个长跑运动员，曾获得过上海市40公里马拉松比赛前十名的成绩，坚持锻炼十多年了，每天都必须跑10公里，风雨无阻"，他说道，"只是最近3年，出汗太多了，运动之后更加明显，所以今天想来看看"。

舌质淡红，苔薄白，脉细沉，"嗯，这是气虚、营卫不和之证，宜先服桂枝汤合玉屏风散"，我一边拟方一边说道，"同时，你必须减少运动，需要多休息……"

"我不看了!"话还没说完，他竟站起身，拿过病历本，"你不要再说了，让我放弃跑步的人很多，你不是第一个，也不会是最后一个，但是，放弃是绝对不可能的！"说完，便转身走出诊室。

我诧异了好一阵子，真不知该说什么。患者还有很多，我就忙着看病，后来渐渐就把这事儿给忘了。

大概过了3个多月，正埋头看病时，一抬头，他竟出现在我的面前，这次虽然是普通的着装，但我还是一眼就认出来了，只是看起来比上次更加憔悴一些。

"姜医生，上次多有得罪"，他有些不好意思地说道，"哎！不服老不行了，身体虚得厉害，汗出个不停，这半个月都没跑步了"。他的妻子在一旁补充道："他呀，实在太犟了，让他少跑就是不听，现在身体越来越虚了……"

"这是我的信念！"他打断妻子的话。"生命在于运动，当我成为长跑运动员的那一刻，我就发誓要跑下去，要跑到60岁，每天至少跑10公里！"他的眼光里闪过一丝自豪，但很快，就有些无奈地说道："可是现在我才40岁，让我治疗是可以的，但是让我不跑步，无法接受！"

这样固执的患者还真是不多见，看来我只好耐心地做他的思想工作了："中医古籍《黄帝内经》里提道'年四十，而阴气自半也'。就是说，人到了40岁左右，自身的精气就已经有了明显的损耗，所以要做符合自己体能的事，不能再像年轻时那样了。"

我喝了一口茶接着说道："就好比足球运动员，30岁以前满场飞奔，可是40岁还踢球的又有几个呢？'生命在于运动'这句话，不能说是错的，但至少是有条件的，这个条件就是要做符合自己年龄、体力的运动。另外，我们中国的传统锻炼方法，比如八卦掌、太极拳、八段锦等，在锻炼的同时还可以养生，这可比西方的运动要高明很多呢！"

他认真地听着，这些话他听进去了，点点头说道："好的，姜医生，我一定配合您的治疗。"

治疗并不难，以桂枝汤合玉屏风散加减，出汗很快得到了控制，身体状况也日渐好转。

大概半年之后，一次在公园里看到了他，在跟着一个师父学习八卦掌，"三才合一、潜龙出水、龙凤呈祥、移山平海、风调雨顺、紫燕双飞……"一招一式，已经练得有声有色。

买买提大叔的烦恼

我们平时习惯于日常的生活和娱乐，而对谁也逃脱不了的生死问题，却缺乏深入的思考。一旦面对自己或亲人们无常死亡的来临，往往会手足无措、无法接受；更有甚者，会陷入焦虑、抑郁之中。对这类患者，除了药物治疗外，心理疗法也是很重要的。

"姜医生好！这是我的好朋友，特意从新疆来请您看看病。"

老患者李老师陪着一位中年男子走了进来。

一眼就能看出，这是一位维吾尔族大叔，发福的中等身材，微胖的脸颊上一道紧锁的双眉显得心事重重。

"我叫买买提，今年49岁，在克拉玛依油田工作"，他讲着一口流利的普通话，一边说着，一边伸出手来，"请您帮我搭搭脉，看看有哪些病？"

这些年虽有不少患者慕名从远道而来求诊，但特意从新疆这么远来找我看病的不多，对这类患者我自然也格外地用心诊疗，绝不能辜负他们的信任。

舌质偏淡，边有齿痕，苔薄白，左手脉象弦滑，右手关部滑、尺部沉弱。

"你主要是胃病，肝胃不和，脾肾亏虚"，我说道。

"果然名不虚传！"他很信服地伸出了大拇指，"我就是胃病，有半年了"，边说边从包里拿出厚厚的一叠资料，"胃镜做了2次，都是'慢性萎缩性胃炎伴肠化生'，已经跑了好几家医院了！"

我翻开这些资料，看来看去，除了这个"慢性萎缩性胃炎伴肠化生"外，还有血脂、血黏度偏高，其他倒没发现什么。

"那么，你平时主要有哪些不适？胃口、大小便、睡眠这些情况怎样呢？"我问道。

"胃口、大小便、睡眠基本上都正常，也没什么特别不舒服的地方"，但是，他显得有些忐忑不安地问道："我这个病会得癌吗？我还能活多久？"

"啊，你这个是很常见的胃病。一般说来，定期随访，做一下胃镜，平时注意饮食控制，调节心情，再吃中药治疗一下，康复是有可能的，得癌的概率是很低的，不必这么紧张。"我答道。

他看着我，沉默了一会儿，说道："不瞒您说，这个病我已经看了十几个医生了，有说很严重的，也有说不要紧的，您说得很详细，不像有些医生几句话就把我打发走了。只是，我还是放心不下，我会得癌吗？我还能活多久？"

凭多年的行医经验，我觉得这位大叔一定有故事，便问道："既然你没什么不舒服，那么为什么要去查胃镜呢？"

"哎——"他长叹一声，眼角已湿润了，讲起了令他伤心的往事。

原来半年前，他有一位从小玩到大的好朋友，突然去世了。从发觉吞咽困难到去世，只有半个月的时间，死因是食管癌晚期。而去世前的 1 个月，他们还在一起喝酒，谈笑风生。

他不由得唏嘘起人生的无常，对朋友的突然离世感到诧异，无法接受，更害怕自己也生病死去，便开始全面地检查身体，求医问药。

"我不想死！"他从回忆里醒了过来，抬头看着我说道："从小到大，从来没有想过自己会死这个问题，但现在这个问题在脑子里始终无法摆脱，朋友介绍的医生，基本上都去看过了。"

原来买买提大叔得的是心病啊！这是一种疑病症，对疾病的怀疑和恐惧程度远远超过了疾病本身。我叮嘱他转移注意力，多想一些开心的事情，开具了一剂疏肝理气、健脾和胃的汤药。没有说更多安慰的话，因为说太多也没什么用。

诊疗结束，他拿着药方走出诊室，回头看了我一眼。眼神里依然是疑惑，似乎他的心结并没有解开。

也许他以后还会去看别的医生，也可能有心理医生，但无论如何，希望有一天他还能来复诊，希望再见到他时，他的烦恼、心结已经解开了，我看到的是一个谈笑风生的买买提大叔。

印　痕

这些年热爱中医、学习中医的人越来越多，其中不乏大量的中医爱好者，这确实是一个好现象，说明中医已被人们所理解和接受。但是，有些中医爱好者却让人哭笑不得。现实和想象是有差距的，但他们往往只按着自己的理解来看病和寻医，只有和他们想象中一致的，才认为是对的，而忽视了真实。我想这种印痕的消退是需要很长时间的。

"哇！您就是姜医生吧？找了很久，今天总算找到您了！"临下班时，一个穿着西装的男子笑容满面地走进了我的诊室。

"嗯，是的，请坐，今天是来找我看病的吗?"我对他没什么印象，应该是一个新患者吧。

"是的是的"，他显得很兴奋，"姜医生鼎鼎大名，响彻上海，今天特意请您帮我解决一下我的疑难病。费了好大的劲儿，今天总算找到了，没想到姜医生还挺年轻的，我还以为是个老先生呢。"

"哦，是吗……那你是怎么知道我的，是哪位朋友介绍的?"我有些疑惑。我还是很有自知之明的，勉强有一点小的医名，也主要存在于患者和朋友之间的口耳相传之中，至于"鼎鼎大名，响彻上海"，那绝对是没有的。他这样说，我着实激动了一下，但很快就清醒了，更想知道答案。

"我知道您对名医祝味菊先生很有研究，是他的传人，您写的书和文章我都看过了，佩服佩服!"

莫非是医界同道?我吃了一惊，一般碰到同道，看病和交流的难度往往会提高很多，说话更要注意了:"哦，你过奖了，我不过是一个乡野村医，看看病读读书，自得其乐而已。祝味菊先生是我佩服的名医，有研究不敢当，不过对他的学习倒确实下了一番功夫。"

"您太谦虚了!"他坐下来，平定了一下情绪，递给我一张名片说道:"我姓魏，叫我老魏就行，在银行工作，中医爱好者，自学中医大概七八年了。"这时我仔细地打量起他来，40岁上下，中等身材，白头发已不少，面色偏黯，虽然在笑，但皱起的眉头却透露出他并不开朗且一定有心事。

"自学中医，不容易啊，那么你都读了哪些书呢？"我好奇地问道。

"一开始是得了这个病，东看西看地看不好，然后我就看了中医书，很感兴趣，就一发不可收了。最开始看的是《思考中医》，后来看了黄元御，金元四大家，近代名老中医的书基本都看过了，也参加了几期中医培训班，觉得中医才是自己真正的爱好，真后悔当初没学中医。"我很吃惊地听着，心想这个中医爱好者可不一般啊，竟然读了这么多的书。

"我得的这个病，四处找人看，自己也开药吃，效果都不大。上海滩有名的中医都看过啦，丁氏内科、何氏内科、上海市名中医前后看了十几个，甚至国医大师也看过，都不行。就是以前看了个火神派的，吃了药好像有点效果，但上火太厉害，就没看下去。后来看了祝味菊先生的书，觉得用他的经验应该能看好我的病，找到了您写的研究论文，就这样一路找到您了。"

听了这个曲折的故事，我有点被打动了："好吧，那我们有空再交流，先看病，我尽力帮你看好。"

他的病情主要是上腹部有一个肿块，用力摸可以摸到，大概半个拳头大小，光滑可移动，胃镜等检查并无特别异常发现。平时胃脘部时有发热、烧心等不适，但这个感觉难以描述，怕喝冷水。舌质偏红，苔薄白，脉象细滑略弦。综合分析，我决定先从寒热互结的痞证来论治，以半夏泻心汤为底方，同时加用了四君子汤、逍遥散等。看诊结束，他高高兴兴地拿着药方走出了诊室。

"行医多年，这样的中医爱好者还是第一次碰到，希望这次治疗能有效。"时间已不早，我一边想着，一边准备换衣服下班了。没想到，几分钟之后，他又推门走了进来，这次却是板着个脸说："姜医生啊，我想如果没记错的话，祝味菊先生应该是擅长温潜法吧？"

"是的，温潜法是他的主要学术思想之一"，我回答道。

"可是，你给我开的处方，在哪里用到了温潜法？"他在质问我，房间里的空气似乎凝固住了。

"为什么一定要用？你的病情根本不需要！确实他擅长用这个方法，但这一招只是擅长用，绝不是对所有人都用的，更不是滥用！"我的情绪也有点激动了。

他怔怔地看着我，过了一会儿，摇了摇头，然后转身头也不回地走出了诊室。很显然，在他眼里，姜医生是个冒牌的传人了。就是因为没按他心里认可的那样去开药，所以就是冒牌的。可想而知，他是不可能吃我开的这个药方的，当然以后我也再没有见过他，我也终于明白为什么他看了那么多名医却没有效果了。

我的心情极度郁闷，回家的路上一直在想，中医学博大精深，历史上确实产生了一些流派，但是学习了某个流派，是不是一定要用这个流派成名的绝技看病，才算是这个流派的传人呢？以至于不管患者的具体情况，不去辨证论治，对每个患者都用这么一招？治病救人是生死攸关的大事，要真的变成这样，那岂不是中医学莫大的悲哀吗！

不知不觉走到了家附近的菜场，门口一个卖膏药的穿着一件脏兮兮衣服的人周围围了一圈人，他拿着膏药帮人贴在患病的部位。"这膏药能治什么病啊？"人群里一个老人问道。"什么病都能治，腰腿痛、关节炎、颈椎病、咳嗽、哮喘、高血压都能好，是祖传的秘方"，卖药人答道。"真的，我的腿疼去大医院看了都没看好，贴了2次就好多了。"一个看起来不像是"托"的中年妇女答道，并撩起了她的裤管，阳光下，青紫色的膏药痕迹历历在目。"这是一个礼拜前贴的，到现在还紫着呢，这膏药劲儿可真大。"

看到这醒目的印痕，我不由得感慨道："身上的印痕这么久都没淡去，那么印在某些人心里的痕迹呢？真不知道还有没有消退的那一天……"

[按] 祝味菊（1884—1951），浙江绍兴人，著名中医学家，著有《伤寒质难》一书，推荐所有中医学习者都要读一读。"温潜法"是指温阳药附子和磁石、龙骨、牡蛎等潜降药同用的方法。

一个关于抄方的故事

抄方可以说是中医跟师学习的必经之路，但经常有很多学生抄方时不用心，仅仅只是做一名书写员来完成任务，这样学习的效果可想而知。其实抄方堪称学习的捷径，如果学生珍惜每一次抄方的机会，保持旺盛的求知欲，用心去学，加上老师的指点，收获一定是非常大的。

这是一位50多岁的女士，穿着时尚，看起来气质不错。因为睡眠不好，在我这里治疗了几次，效果颇佳。这天正好患者不多，看诊后便闲聊了一会儿。她的经历很让我吃惊。

第一个让我吃惊的地方，是她竟然是某位已过世老中医的"关门弟子"！当然，这个"关门弟子"只是从她自己口中说出来的，意思就是她是这位老中医收的最后一个徒弟，之后再也没有收过。她口中对这位老中医满是崇拜和感激之情，比如老先生如何医术高超、如何待人亲切等。她跟随老先生学习整整3年多，每周都抄方1～2次，直到老先生去世。家里抄的药方，足足有3箱之多，被她当作珍宝收藏起来。

第二个让我吃惊的地方，是她竟然不会看病！她是搞美术的，40岁时突然对中医痴迷起来，自己买了很多书看，并且拜在了老中医的门下。按一般的常理，这样学习几年，多少会看几个病了吧。我问道："学习了这么久，怎么没想着给自己开个药方治疗一下呢？"

她有些害羞，也很坦诚和直率地说："不好意思，我只注意抄方了，不会看病。"

我是5年前认识她的，当时觉得这可能是个别现象吧，后来我发现这其实是一个很普遍的现象。比如，曾带教临近毕业的规培生，按理这些学习多年的学生，应该可以看一些病了吧？但结果是面对患者，竟茫然不知该如何处方。这也许用临床经验不足可以解释，但让他们背背"补中益气汤""血府逐瘀汤"这些常用的方剂，这些学校里学过并考过的方剂，竟然也答不出来。学过的都忘了！这就说明问题的严重性。

记得一位大师曾说过："不从嘴里嚼过的，就不是食物；不从心里划过的，就不是佛法。"确实如此！我们学习中医也是这样，如果不能把学过的知识转化为自己的学识，不能学为己用，那么永远知识是知识，你是你。抄方，抄的永远只是别人的方子，别说3年，即使再抄30年，再抄30箱，也仍然是别人的方子，和你没半点关系。

糖水里泡大的孩子

良好的饮食习惯是健康的基础。现今社会有很多家长过分宠爱孩子，比如有些孩子喜欢喝碳酸饮料，家长不加以干预，久而久之养成了习惯，每天离不开糖水，这便会促成糖尿病等疾病的发生。

这天，诊室里走进来一位21岁的小伙儿，一起陪他来的是新婚不久的妻子和看起来很苍老的父母。他们来自某省的农村，小伙儿刚查出糖尿病，因仰慕上海的医术，故一家人前来就医。

他看起来很瘦弱，个子不高，面色白净，有一双大眼睛，但却没有什么神采。旁边他的新婚妻子，是一个看起来很朴实的女孩，他的父母是典型的中国农民，不到60岁却已满是皱纹和白发。他的发病过程令我十分惊讶。原来他已有2个姐姐，父母在35岁时终于生了他这个儿子，自然极为溺爱。他自己回忆说，自从记事起，就几乎没有喝过白开水，一定要喝带糖的饮料，至少淡水里也要放一点蜂蜜才行，否则根本喝不下去。家境并不算好，但他从小就过着饭来张口、衣来伸手的生活，高中毕业了就闲在家里，1年前刚结婚。一直到2个月前，突然出现了口干，越喝糖水越渴，人很快地消瘦下来⋯⋯

"来上海之前该做的检查都做了，已确诊是2型糖尿病，到现在已经有2个月了"，他很平静地说道。

他的主要表现是口渴、多饮、消瘦，舌质很红，脉象细滑。这是典型的糖尿病"上消"症状，属"阴虚火旺"证。针对他的特点，我为他拟定了以竹叶石膏汤为基本的养阴清热汤药，同时短期内应用一下胰岛素，这样一个中西医结合的方案，要求他严格控制饮食，绝对不能再喝糖水了。

这样治疗了半个多月，在每天应用胰岛素10单位的情况下，他的口干等症状有所改善，空腹血糖也降到8.0mmol/L左右。见病情好转，在上海住旅店费用也很贵，他们便急着回家乡了。临别时，我嘱咐他们坚持服用汤药，每天都要测血糖，然后慢慢地减少胰岛素用量。

大概过了半年，他们一家人来复诊了，还特意带了一箱土鸡蛋感谢我。这次小伙子已胖了一些，说现在已不打胰岛素了，只吃中药，空腹血糖控制在 7.0mmol/L 左右，已经没有口干口渴等不适了。

诊脉后，我帮他开具了后续调治的汤药，然后闲问一句："以后工作上有什么打算呢？"他眼睛望着窗外，似有心事地说道："谢谢你姜医生，这次生病虽然是坏事，但是我对人生有了新的认识，以前在家里成天无所事事地闲逛闲玩，一点目标也没有，现在我再也不想这样闲下去，我想好好读读书，已报名了，今年去参加高考。"看到他眼睛里闪出的神采，我想，这样一个糖水里泡大的孩子，能有这样的上进心，实在是"浪子回头金不换"啊，祝他成功！

一个无法接受自己病情的患者

我们往往认为某些疾病是到了老年才会得的，自己年纪还轻是不会生这些病的，但事实却并非如此。比如糖尿病患者群，就越来越年轻化，有相当一部分患者是在体检时查出的。面对突如其来的疾病，首先要接受现实，然后积极科学地治疗，绝大多数病情是可以控制住的。

这是好多年之前的事儿了。这天我接诊了一位 30 岁左右的年轻人，看上去一副忧心忡忡的样子，很是憔悴。

果然，他一开口便说："单位体检时发现血糖很高，是不是验错了，我还这么年轻，怎么可能得糖尿病！"他皱着眉头，"我今天没吃早饭，过来就是想验个血糖"。我也没多说，就给他开了一次手指血糖。很快报告就出来了，一看血糖值是 15.3mmol/L，他的表情我至今仍然记得，怔怔地愣在那里，然后很大声地说："不可能，你们医院的机器肯定出错了，不可能！"当然我很耐心地和他说，这个结果基本上就是糖尿病了，可是他完全不相信，说："我要去别的医院再检查，要是验错了，不会放过你们！"说完便冲出了诊室。

大概过了 2 周，他又来到了我的诊室，由于印象很深，一下子就认出来了，这次看起来无精打采的样子，比 2 周前更加消瘦和憔悴。他把门关上，很消沉地说道："我完了，能查的都查了，就是糖尿病了，是 2 型的。这些天我把能看的书都看了，这个病是治不好的，医生开了西药，我看了说明书副作用很大，也没吃。"这天正好时间还算充裕，我就详细地了解了一下他的情况。原来他是一名计算机专业的博士，结婚了，刚工作没 2 年，贷款买了房子，正是踌躇满志想要大干一番事业的时候，没想到得了这个病。这是他无法接受的，也很害怕，吃不下、睡不着，这几个星期就像几年一样的漫长。

了解了情况后，我首先指出了他的一些认识误区，告诉他糖尿病不是绝症，通过治疗是完全可以使血糖控制在达标范围的，也不会影响正常的工作和生活，当然也有治愈的可能。现在这个情况，肯定是要饮食控制、增加锻炼、定期监测血糖，如果对西药有顾虑，那么先用中医药治疗也是可以的。听了我的话后，他显得将信将疑："好吧，那就先试着治一下，我会按你的建议去做的。"四诊辨证下来，他的情况并不复杂，以气阴亏虚为主，加上肝气郁结化火，故给他拟定了一张以益气养阴、疏肝泻火为主要治则的处方。

2周后他来复诊，有点出乎意料，看上去精神状态不错，笑容灿烂，似乎完全换了一个人。他说，这2周他严格按照我的建议去做，按时服药，锻炼，控制饮食，每天测3次血糖，感觉好多了，最近几次空腹血糖都在7.6mmol/L左右，餐后8~9mmol/L，坚定地表示看到了希望，一定要坚持治疗下去。

就这样，他每2周复诊1次，每次都很认真地把血糖记录给我看，按时服药，前后一共治疗了4个多月，原先的不适症状都得到了改善，血糖也控制在理想的范围。

人生不容易，且行且珍惜

看诊的闲暇，我喜欢和患者聊聊，听听他们的故事。本文写作于2017年8月，因台风"天鸽"给人们的生命财产造成了巨大的损

中医随笔

失，有感而发。生活中我们每个人都是不容易的，每个人都是自己的英雄。

强台风"天鸽"给我国造成了严重的经济损失和人员伤亡，尤其是那个"手撑货车"不幸去世的男子，视频刷爆朋友圈，让人看着十分揪心。人们在惋惜的同时，也感慨起人生的无常，更对社会底层劳动者的辛苦、不容易深表同情。这个视频也勾起了我的回忆，"不容易"的事情所见不少，今天就讲几个让我深有感触的故事吧。

（一）不能睡觉的程序员

小孙，男，28 岁，是一名程序员。

来看病时，说一整天都心慌。我一搭脉搏，发现跳得很快，于是就让他先去做一个心电图。很快报告出来了，是"窦性心动过速"，心率每分钟 120 次。这显然不正常，我问他最近睡眠怎么样？

他答道："我已经 3 天 3 夜没睡觉了！"

我以为找到了发病的原因，便说："先给你开几片安眠药吧，好好睡一觉，心慌应该会好的。"

没想到他说："不行，老板安排的任务这几天一定要完成，可还有很多没做呢，我不能睡觉啊！"

（二）不得不上的夜班

周女士，32岁，失眠，同时有月经延期、面部黄褐斑、胃痛等问题。

当问到失眠的具体情况时，她说是一直上夜班导致的，长期晚上不睡觉，白天拼命睡，但最近3个月白天竟然睡不着了。

我建议她调整工作时间，因为这样日夜颠倒是很伤身体的，引起的内分泌失调极难纠正。

她沉默了一会儿，摇摇头说："不行。"

我没有过问具体工作是什么，但从她口中得知，这份工作对她们一家很重要，她的儿子，她的父母，她在家乡的弟弟，都要靠她这份工作。

（三）赵木匠的艰辛

老赵，今年45岁，木匠，在上海打工。

他已经咳嗽1个多月了，这几天昼夜不停，实在熬不住了，这才来看诊。我让他去拍一个胸片，验一下血常规，并建议服用中药治疗。他怔了一下，说道："医生啊，我现在钱不够，检查就不做了，中药更没地方煎，你就先给我开几盒最便宜的药吧。"

其实，这2项检查都是很便宜的，中药也不贵，但他既然这样讲了，我也不好说什么。搭脉时，他左手残缺的三个手指震撼到了我，而他却引以为豪地大谈了起来："这个是7年前锯掉的，这截是3年前锯掉的，这截是去年喝了点酒，头晕晕的，一不留神锯掉了。他们让我去医院接上，我嫌麻烦，把手指头往口袋里一揣，拿餐巾纸包上伤口接着干活……"

（四）争分夺秒写作业的小朋友

小玲，今年 10 岁，是一个聪明活泼、非常可爱的小姑娘，因为过敏性哮喘，在我这里陆续调理已经将近 3 年了。

最近这几次，她来的时候总是急忙把作业本铺在台子上，争分夺秒地写作业。

小小年纪，竟有这么多的功课？

她家长答道："没办法，班里所有孩子都在上补习班，她基本上都要九点十点才能睡觉。她们学校是一所重点小学，到 3 年级竟然就要分快慢班了，所以要抓紧补课，一定要分到快班。"

这四个故事很值得我们思考。不容易的人和事实在太多了，我们医务工作者也是如此，常见医生同行发着高烧、吊着盐水也要值班，手术连轴做，以至累倒在手术室里，加班加点收治患者更是家常便饭，还要常常连着熬夜写标书、申报课题……也许，除了生存，我们更多的是一份对社会、对工作、对家庭的责任和承诺。

不再可恶的"大姨妈"

凡在经期或经行前后，出现周期性小腹疼痛，甚至痛剧晕厥者，称为"痛经"。中医认为，本病的原因主要有肾气亏虚、气血虚弱、气滞血瘀、寒凝血瘀、湿热蕴结等，针对不同病因进行辨证论治，一般可取得良好的疗效。

"你这个丫头，太犟了！都排到了还不进来！"

诊室里走进来一位阿姨，被她拽进来的是一个年轻的女学生，看上去20多岁，白皙的面孔，一副痛苦的表情，额头上沁着汗珠，略微浮肿的黑眼圈表明她最近的睡眠肯定不好。

"这是我女儿，叫小荷，在美国留学都3年了，昨天刚回来"，阿姨显得很自豪，但很快又无奈地说道："她来例假时肚子痛，这不，早上疼得满床打滚呢，所以我带她过来看看中医。"

"我不想喝中药，中药太苦了，还是回家吧。"小荷显得有些不情愿。

"不行，今天必须看！中药苦我给你放点冰糖"，阿姨显得很强势，"她呀，自己不会照顾自己，乱吃乱玩，让她看病就是不来……"

"哦，阿姨，你先别说话，还是让她自己来讲吧，这样才更加准确"，我打断阿姨的话。多年的行医经验告诉我，患者自己的诉说才更加靠谱，旁人的话最多作参考。

"可恶的大姨妈！"小荷捂着肚子痛苦地说，"都3年了，每次来的时候都要疼2天，第1天最厉害，哎呦哎呦……"她痛得头上的汗珠更多了。

"那就先帮你止止痛吧！"我说道。

于是把她扶到治疗床上，平躺，在双侧腿上的血海穴各扎了一针，捻转提插 2 分钟左右，她的面色渐渐红润起来，头上汗也减少了。

"痛好多了！"见这么快就取得了效果，小荷很惊奇地笑了，于是讲起了她的故事。

原来她出国后由于没人管，喜欢玩游戏，经常半夜一二点钟才睡，平时喜欢喝冰的饮料，爱美所以冷天穿得也很少。平时例假周期还算规则。双手摸上去很凉，舌质偏淡，苔薄白，脉象细涩。

这是典型的"血虚宫寒"啊！我关照小荷道："首先你的生活习惯一定要改过来，晚上睡觉不能超过 11 点，也绝对不要再喝冰冷的饮料了，穿衣更要注意保暖，因为这些都是引起和加重痛经的因素啊！"

小荷和她妈妈不住地点头。

"我给你开 2 个方子，一张是平时长期吃的，叫 1 号方，以养血补肾为主；另一张是月经来之前 1 天开始吃的，叫 2 号方，是专门止痛的，一般吃 3 天即可。"

1 号方：香附 9g，当归 6g，制首乌 15g，淫羊藿 15g，熟地 30g，白芍 15g，川芎 9g……

2 号方：小茴香 3g，炮姜 9g，延胡索 9g，五灵脂 6g，没药 6g，白芍15g，炙甘草6g，肉桂6g……

"如果痛经发作的时候，可以按压血海穴，就是我扎针的部位，也会有效果的。"

不知不觉半个小时过去了，小荷已不怎么疼了，我把针拔下，"不要害怕中药苦，中药虽苦，但和你的姨妈痛比起来，哪个更苦呢?"我笑道。

"嗯，是的，谢谢姜医生，我一定认真服药!"她们拿着药方很高兴地走出了诊室。

3个月的"大姨妈"情况：

第1个月，忘记服2号方，第1天痛了，但程度比以前轻很多，服用2号方后很快就得到了缓解。

第2个月，在"姨妈"来之前1天服2号方，小腹轻微疼痛，1天后就不明显了。

第3个月，在姨妈来之前1天服2号方，除了略有小腹酸胀外，没有痛!

复诊时，小荷母女非常开心，这个"大姨妈"终于不再可恶了!

爱孩子，更要学会放手

行医多年的所见所闻，有很多让我印象深刻而时常回味的事情，今天就和大家聊聊所见的几个"巨婴"吧。有一本书叫《巨婴国》，可惜还没来得及买来看，就已经被下架了。当然今天聊的内容和这本书是无关的，只是借用一下"巨婴"这个名词——成年人，心理水平却如同婴儿。家长的爱固然是伟大的，但在爱的方式上，该放手时就要放手。

（一）小陈，女，31 岁

她是和一个 50 多岁的男子手拉手地走进诊室的。

刚坐下，男子就迫不及待地讲起了病情，说小陈例假不规则，还经常痛经，以及经常熬夜等坏习惯，想要中医治疗。他连这半年小陈的例假时间都记得清清楚楚。

而小陈，却只是看看男子，没有说话。

"额，你老公对你挺了解的……"我随口说了一句。

"他是我爸爸。"小陈脸一红。

男子也怔了一下，但没说什么。

"哦，不好意思，您看起来很年轻。"我急忙笑着解围。

然后我又问了小陈几个问题，她显得很紧张，说话也结结巴巴的，反倒是她爸爸抢着回答。

诊疗结束，他们又手拉着手走出诊室，有说有笑，一反刚才的紧张状态，小陈在撒娇，而她的爸爸似乎很享受的样子。在门口，他们，竟然拥抱了起来……

那一幕，我永远都不会忘记。

在后面看诊的患者口中，我得知他们确实是父女，妈妈去世得早，男子爱女儿很深。小陈工作不开心，于是索性不上班了，就这样在家里已经好几年了。

（二）小杜，男，33岁

他看起来很斯文，是妈妈领来看病的。

刚要张口说话，妈妈便抢着把他的病情和平时的坏习惯一股脑儿地倒了出来。病情不复杂，是慢性腹泻，而"坏习惯"则是当今社会的通病——爱玩游戏和很晚睡觉。

我特意关照他妈妈先不要讲话，然后问了小杜几个问题。他说话结结巴巴，语句也不连贯，但表达的意思还是很清楚的。可这期间他的妈妈还是硬插了几句话。

开药方时，他妈妈突然说道："医生啊，我这孩子有点厌世，你也帮他治一下。"

"我没有！别把你的想法强加在我身上！"小杜生气地冲他妈妈喊道。

"好的，怪我多嘴喽。"他妈妈立刻一副温柔的样子，用充满慈爱的眼神看着他。

经过几次治疗，小杜的腹泻明显得到了改善，我也得知了他的一些情况：大学毕业后不想去工作，就待在家里玩游戏。而妈妈包办了他的一切，只要他开心就好。

（三）王阿姨 40 岁的儿子

大概是五六年前吧，王阿姨带着她儿子来找我看咳嗽，整个看病的过程几乎都是由王阿姨包办的，包括病情叙述和想解决的问题，而他讲起话来显得很紧张，有点结巴，40 岁左右的年纪，看起来很老实，反应则略显木讷。

看得出，王阿姨很爱他儿子，他们母子关系是很好的。

后来王阿姨因患有糖尿病和失眠，长期来找我调治，而她的儿子我只见过那一次。

起先，来看诊时王阿姨常常夸奖他儿子，说他老实、孝顺。

后来，听她说起儿子终于谈女朋友了。

再后来，她高兴地送来喜糖，儿子结婚了。

但渐渐的，她时常愁眉苦脸、唉声叹气。原来儿子夫妻关系不好，她来看诊时经常抱怨儿媳妇。

大概有半年没见，最近一次看到她是 1 个月之前，人苍老憔悴很多，看诊时竟然哭了起来。

原来儿子不知什么原因，在外面借了高利贷，结果被放贷的人盯着要还巨额的钱款，还来家里骚扰他们，她不得已准备把自己住的一套房子卖掉了。

"他没用，真是个废物，在外面处理问题的能力一点都没有!"王阿姨骂他儿子，"早让他独立就好了，现在 40 多岁了还什么都靠我"，她很后悔地说道。

"巨婴"现象的产生绝不是简单的，而是由许多因素共同造成的。

首先，现代社会，多少岁才算独立？18岁吗？显然是不可能的。那只是刚开始读大学的年龄，绝大多数人依然要依靠父母。

我们不妨设一个相对独立的年龄，就定在24岁吧。这时大学毕业刚开始工作，但这也仅仅是相对的独立，买房子等经济方面更多还要依靠父母，以后结婚生孩子了，可能还要靠父母来带。

如果学医，那么很不幸，这个相对独立的年龄一般要到30岁了。

除了经济上的独立外，这里所说的，更主要的是指"巨婴"所表现出的和年龄完全不相符的能力。我们读历史上名人传记，发现很多人在二十几岁就已经非常厉害了。但是现在的社会现状，以及学校里相对单纯的环境，很多人的社会经验是严重不足的，以至于即使到了30多岁，在父母眼里仍然是孩子。

"巨婴"们普遍是没结婚、不工作、生活条件都还可以，不必为了生存而去劳动。"北上广深"有个二三套房子意味着什么，大家都懂的。他们的独立能力严重不足，平时爱好基本上都是玩游戏，或者活跃在网络的社交圈子里。

每一个"巨婴"背后，都必有一个深爱他们的父母。他们也有反抗，有摆脱这个现状的想法，但往往很快就被习以为常的生活习惯所麻木掉了，而他们的父母似乎也很享受这样一直爱下去。

这三个故事让我深有感触，也因此写下本文，希望能给为人父母者一点借鉴。培养孩子是一件很难的事情，家长除了给孩子关爱，也一定要适当地放手，培养他们独立的能力。

冷面馆逸事

就在我们身边，生活中有许多成天奔波劳碌的人们，他们都是些名不见经传的市井小人物，但他们的生老病死、悲欢离合一样值得我们关注。

这是位于本市某条小路上的一家朝鲜冷面馆，说是饭馆，其实只是一家面积不到10平方米的小屋。哦！严格地说，这是一处私自搭建的违章建筑，但现在大家已经找不到它了——因为几个月前的拆除违建行动，城管部门已经把它彻底拆除了。

就这样一个小房子里，住着一对朝鲜族夫妇，房子被搭出一个阁楼，一家人住在上面。下面是厨房和2张小桌子，供客人用餐，主要经营朝鲜冷面、石锅拌饭、泡菜等。白天两人共同做饭和经营，傍晚下班时，女的推辆三轮车在路边兜售泡菜。

这个冷面馆，大概每隔2个月，我都要光顾一次，不为别的，就是馋了，想尝尝正宗朝鲜冷面的味道，而上海这样的冷面馆并不多。就这样，已经有3年了。

"老板，来一碗冷面！"

"哎！好嘞！冷面20元。"

就这样一碗冷面，组成是面条、冷水、泡菜、黄瓜丝、半个鸡蛋、2小片牛肉，卖20元，稍微有点贵。但主要是为了尝味道，也就不去计较了。屋子里很破，餐桌上放着一台电视机，成天播放着韩国的综艺节目。

由于去的次数多了，一次闲聊中，他们知道了我是一个中医大夫，于是男的便让我给他看看病。

他矮胖身材，患的是糖尿病，有7年了，原先吃最便宜的格列吡嗪和二甲双胍。3年前，因输尿管结石，去做体外震石，没想到把一个肾给震坏了，肌酐升高，所以只吃格列吡嗪，还是很随意地不规则地吃，血糖控制得不好，空腹在15.0mmol/L左右。腰酸、乏力、经常头晕，其余无明显不适，舌质偏淡，苔薄白腻，脉细滑尺沉。

黄芪30g，知母9g，苍术9g，玄参15g，葛根15g，天花粉15g，桑叶9g，黄连9g，丹参15g，茯苓15g。

实在无法推脱，于是我便给他开了这张益气、活血、化湿、清热为治则的处方，一共10味药，煎汤服用，每日2次。并叮嘱他要来找我复诊。

大概2个月后，我又来吃面条，男人笑脸相迎："嗯，太谢谢你了，腰酸、乏力好多了，头晕也明显好了！"

"哦？上次我开的药你去抓了？怎么没来找我复诊呢？"我

问道。

"第2天就去药店抓了，我抓了14剂，吃了将近2个月。"男人笑着说道。

"呃，一剂药就是一天的量呀，你是怎么吃的？"我有些不解。

"我把药熬了当水喝，一剂药喝3天。"男人有点不好意思地说道："这些药虽然不算贵，但对我家来说也不便宜，能省一点是一点。吃了效果不错，血糖也下来了，最近在10.0mmol/L左右。"

我看了他的舌头、脉搏，确实有所改善："嗯，那就原方再继续服用一段时间吧。"一边说着，一边做好的冷面端了上来，一模一样的冷面，泡菜一片也没多，当然还是老价钱。

就这样，前前后后，能有5次左右吧，每次帮他把方子略微加减一下，但基本上变化不大，他就这样煮水喝，甚至格列吡嗪也干脆不吃了，血糖控制得竟然也很好。

最后一次来吃面，是今年5月。一进门，只见大包小包打好的包裹，他们坐在那里愁眉苦脸地叹气。

原来，这处房屋马上就要拆除了，他们也不得不离开上海。至于去哪里，还没想好。

一边吃着面条，一边他们的话匣子打开了。原来他们在这开店已经13年了，房租逐年上涨，这几年是一个月4000元，他们省吃俭用，几乎没有任何娱乐，一年忙到头，挣到手的钱还不到5万块……

吃完面，我给他重新开了一个药方。想想以后可能再也见不到他们了，心里倒有一种恋恋不舍的感觉，便拍了几张照片留作纪念。

5月的上海，天气已经很热，窗外一只蝴蝶飞过。我望着屋里的包裹，这不正像蝴蝶的茧吗？离开上海虽属无奈，但对他们来说，去外地经营饭馆，租金会便宜很多，倒也未尝不是一件好事。祝福你们一切顺利，努力，未来一定会有破茧成蝶的那一天！

胆小的曹阿姨

有一些患者的胆子很小，他们在面对疾病时，往往过度紧张和害怕，疑神疑鬼——这对疾病的康复是很不利的。曹阿姨就是这样一个人。下面就和大家讲讲关于她的三个故事吧。

（一）第一个故事

初识曹阿姨是在5年前，那年她刚好60岁，穿着很时尚，皮肤白皙，看起来也就50岁上下的样子。

诊室里，她一副忐忑不安的神情，拿出几张B超检查报告，紧张地问我："体检查出来是甲状腺结节，要不要开刀啊？"

2处结节有1.0cm大小，看起来良性可能性更大，于是我建议她先用中医治疗一段时间，暂缓开刀，定期随访B超即可。

她口头上是答应了，也来复诊过几次，但每次都是愁云满面的。

后来有三个多月没见，她又来找我了。原来她始终担心结节会是恶性的，同时也有一些人建议开刀，她纠结了好久终于还是决定去开了，所幸术后病理结果显示是良性的。

虽然曹阿姨心里面一块石头落了地，但由于手术造成了甲状腺功能的失调，以及服用较大剂量的优甲乐，她出现了明显的胸闷、心悸、透气困难等不适症状，于是来找我治疗。

经过几个月的治疗，她的这些不适症状都得到了明显的改善，她也就不再担心了。

（二）第二个故事

她这次的问题是体检发现血脂高了，以及小便里有少量隐血。一看曹阿姨的面色，就知道好几天没睡好觉了。果然，她紧张焦虑得不得了，"哎！血脂高了，以后血管堵住了，得心梗了怎么办……这个尿隐血是不是得了肾病啊，要血透吧？"她绝望地问道，仿佛世界末日已然来临。

其实曹阿姨的血脂高得并不多，尿隐血也只是一个（＋），而且这也是中老年人常见的问题，一般通过药物治疗以及饮食运动等方式，一般会控制住的，但是曹阿姨钻进这个死胡同里就是出不来。

每次开完药，她总要反复地提醒我："给我多放点降脂药哦……千万别放丹参啊，我小便隐血不能活血……"

所幸，前后治疗了半年，经复查，她的血脂已接近正常，小便隐血也消失了，曹阿姨终于露出了会心的笑容。

（三）第三个故事

这次是她女儿陪着来的，又是一副忧心忡忡的神情。

原来这几个月曹阿姨胃胀，先去做呼气试验，结果是"幽门螺旋杆菌感染"；又去做了胃镜，提示：慢性萎缩性胃炎伴肠化生。曹阿姨在家里害怕得不得了，生怕自己得了癌症，人也瘦了一圈。

我对曹阿姨进行了一番解释和安慰，告诉她这就是普通的胃病，无论中医西医，经过积极治疗都会有效果的。看诊完毕，把处方交给她，她突然提出让女儿先出去，然后把诊室门关起来，一本正经地望着我说："姜医生啊，咱们都认识这么多年了，你一定要告诉我，我是不是得了绝症？电视里经常看到医生骗患者，你可别骗我啊……"

哎！这个胆小的曹阿姨，真让人哭笑不得。

六神无主的吴老伯

中医治疗神志病有着很好的疗效，古籍里明确记载着百合地黄汤、黄连阿胶汤、炙甘草汤等经典方剂，验之临床，确实效若桴鼓。

这天的诊务仍然很忙。刚看好一个患者，推门走进来的是老患者吴阿姨，她很紧张地把门关上，神秘兮兮地对我说："姜医生啊，我爸爸这些天可能魂被勾走了，人怪得不得了，有些话不能当他面说，所以先跟你讲一下，一会儿请你给他好好看看。"

吴阿姨今年50岁上下，她患有"失眠"，在我这陆续治疗已经3年多了，效果不错，所以她很信任我，亲戚朋友生病都拉来找我看。她父亲70多岁的年纪，是一名退休教师，以前找我看过"胃炎"，爱人半年前因病去世，印象中是一位颇有修养、气质不错的老人。

"哦，你先坐下来慢慢说，他的魂怎么给勾走了，又怪在哪里呢?"我很好奇地问道。

"哎! 这半个月，他精神恍恍惚惚的，跟他说话也不知是听到还是没听到，反正不爱理人，还在自己床上大小便。最过分的是，在家里什么都不穿，竟然把一些杂志上的女性照片剪下来贴在墙上!你说这不是魂丢了吗!"

吴阿姨顿了一下接着说："他以前很爱干净，要面子，也最注意自己形象，现在性格完全反过来了。邻居们见了都说，这老头子怎么老了耍起流氓来了! 真是难为情。我早想带他来看病，他就是不肯。"

"好的，病情我大概了解了，一会儿他来了我装作什么都不知道"，对这样的怪异病患我也非常感兴趣。

过了半个多小时，吴老伯坐着轮椅被众多亲友推进了诊室。比起上次见到他时看上去要憔悴很多，花白的头发，眼神游移不定，好像已不认识我了，嘴里不住地嚷嚷着："我没病，推医院里来做啥？不是去公园吗？"

我问了吴老伯几个问题，发现他都是答非所问，比如问他"胃口好不好"，他的回答是"头不晕"，问他"大小便怎么样"，他回答"早上吃了粥"，或者干脆不回答问题，眼神始终是游移不定的。舌边偏红，苔薄白腻，脉弦滑。结合舌象脉象，对他所患的疾病我渐渐有了答案。

"这应该是中医的'百合病'，首见于2000多年前的中医经典著作《金匮要略》，是一种以神志恍惚、精神不定为主要表现的情志病。吴老伯爱人去世，退休后社会活动减少，情绪得不到宣泄，忧思生郁热，故阴虚内热是当前最主要的病机。"我对一旁跟诊的小迷同学说道："治疗上应以百合地黄汤为主方：百合30g，生地黄30g，柴胡9g，黄芩9g，黄连3g，淮小麦30g，郁金15g，白芍15g，阿胶6g，半夏15g，太子参15g，酸枣仁15g，朱茯神30g。7剂。"

处方毕，小迷同学有些不解："这百合就是平时烧菜吃的，地黄也是常用中药，能治疗这么严重的情志病吗？"

"虽是平时常用之品，但用药如果对证，却可收到奇效啊。"我说道："不妨下次复诊时，我们看看疗效如何吧。"

1周后，吴阿姨扶着吴老伯，笑盈盈地走入诊室，吴阿姨很开心地说道："吃了3天就好了，真是太神了！"

吴老伯看上去和1周前判若两人，又恢复了生病前的神采。他说自己完全不记得那两周到底发生了什么，只觉得精神恍恍惚惚的，吃了几天药，刚开始特别爱睡觉，然后一下子就清醒过来了。女儿把那些怪异的事告诉他，他也觉得不可思议。

一旁的小迷同学连连点头："长见识了，中医用药得法，效果真是太神奇了!"

"是啊，学习中医一定要熟读经典，同时要多临证看病，这样才能学到精髓呀。"我说道："结合这个病例，《金匮要略》百合病这一段你可要认真地多读几遍哦。"

吴老伯接过复诊的处方，和女儿高兴地走出了诊室。

小迷同学翻开《金匮要略》，认真地读了起来："百合病者，百脉一宗，悉致其病也。意欲食复不能食，常默默，欲卧不能卧，欲行不能行，欲饮食，或有美时，或有不用闻食臭时，如寒无寒，如热无热……如有神灵者……"

这不正是吴老伯病情的写照吗! 原来2000多年前的古人就有这样的疾病，并早已找到了治疗的正确方法。中医是学无止境的，如果说学习之路有捷径可走的话，那一定离不开多读经典和多看病啊!

孩子咳嗽，牵动全家

随着过敏体质儿童的增多，咳嗽变异性哮喘的发病率也明显提升，现已成为儿科急诊的常见病。这种疾病有别于普通的感冒、咳嗽和哮喘，而是基于过敏体质的、以咳嗽为主要表现的一种哮喘。

中医治疗本病是有一定疗效的，但由于古今疾病谱的不同，故需要另辟蹊径而创制新方。

"咳咳咳……咳咳咳……"

夜已深，高楼林立的小区里只有稀疏的几盏灯还在亮着，人们早已进入梦乡，可是这一家三口却无法入眠。

"啪!"

"别咳了，我明天还要做 PPT 汇报呢!"一个 30 多岁的男子把手中的笔记本电脑重重地往桌上一摔，很焦躁地喊道。

"喊什么喊! 你还有没有良心，小宝咳成这样，你也不着急，配当父亲吗!"他的妻子发着脾气。

他们 4 岁的儿子在床上咳个不停。

"哎! 每次都这样咳个不停，看了几次都看不好，我怎么不急? 明天公司开股东大会，我这个 PPT 报告有多重要，难道你不知道吗!"

"再重要能有孩子重要吗!"

"现在就去看急诊，你不去，那就我一个人带孩子去!"妈妈气愤地抱起孩子冲出门去。

"等等我!"男子一声叹息，无奈地摇了摇头，把笔记本电脑装进包里，跟着跑了出去。

出租车里，一路无言。很快到了医院，大厅里虽然排着长长的队伍，但多次这样的经历已经让他们麻木了。终于 2 个小时后轮到他们，看病、拿药，等到补上液时，已经到了凌晨 4 点钟！

补液后，小宝终于沉沉地睡去，但两个通红的小脸蛋和瘦弱的身躯，却让这对年轻的父母难以舒心。

上午的工作总是很忙碌，他们一家三口来看诊时，起初我并没有太在意。

"半年来咳嗽经常发作，以干咳为主。严重时，夜间咳嗽不止，无法入睡，痰少色偏白，平时容易出汗，偏瘦，胃口欠佳……发病时，口服抗生素效果很差，补液激素后症状才可缓解，半年内已看了 5 次急诊！"

一边我在问诊，一边小迷同学已很快地把病史录入电脑里。

"以前身体还行，就是半年前开始咳嗽，到医院看病，医生就给开的抗生素，但没有什么用。再去看，又换一个抗生素，还是没什么用……"男子一脸憔悴地说道："实在不行了，就去看急诊，补液激素，同时再做做雾化吸入，这样才能好，可是过不了多久又会复发。"

"是呀，一直这样咳下去怎么行，长期用激素还会有副作用，我们急死了，听邻居张阿姨说您看好过她家小孩，所以今天来请您帮我们看看"，妈妈在一旁补充道。

小宝看起来比同龄的孩子要瘦弱很多，过于鲜红的脸蛋衬在白皙的面孔上显得很不自然，玩着手上的变形金刚，几分钟里已经咳嗽了好几声。舌质偏红，舌苔少，脉象细滑，用听诊器在肺部可听到少许哮鸣音。

"哎！即使看西医，你们看得也不到位啊。"我皱起眉头说道："这其实是一种哮喘，但并不是那种单纯的支气管哮喘，而是和过敏体质有关的以咳嗽为症状的哮喘。"

"那这个病该怎么治疗呢？教材里好像看不到"，善于提问的小迷同学马上问道。

"这个病其实是最近十几年才高发的，几年前我陆续接诊了这类患儿，一开始用传统的方法治疗，效果并不好。于是我查阅古今文献，大概翻看了400多本有关治咳嗽的书籍，才渐渐总结出了治疗的方法"，我答道。大概治法是这样的：

第一阶段，急则治其标，首要止咳平喘，中西医结合才是最佳选择。西药选用西替利嗪、丙卡特罗等抗过敏、解痉剂。中医以祛风化痰、宣肺化毒为基本治则，我拟出了"敏咳1号方"。

第二阶段，在咳嗽明显控制后，缓则治其本。因这类患儿大多身体瘦弱，故重点在培土生金，以健脾开胃、清肺补肺兼施为治则，我拟出了"敏咳2号方"。

第三阶段，要注重培元固本，防止复发。以肺、脾、肾同治为治则，我拟出了"敏咳3号方"。

治疗的同时，饮食控制也非常关键，如巧克力、海鲜、羊肉、竹笋、冷饮、含添加剂较多的食品等，都要严格控制。家里也绝对不要养宠物，被子要经常晒一下。待病情好转时，还要逐渐增加运动以增强体质。整个治疗过程里，病情也可能会有所反复，但一定会越来越好的。

干净整洁的房间里，一名男子坐在沙发上看着杂志，已晋升为公司副总的他，坚毅的脸上洋溢着自信的微笑。

"来，喝杯咖啡我们就出发喽！"他的妻子端上了一杯冲好的咖啡。

一旁，他们7岁的小宝早已穿好衣服，迫不及待地要出门了。

今天是我们带孩子去姜医生那里复诊的日子。

这3年里他们几乎没有间断地治疗，小宝咳嗽只发作过2次，但每次都很快得到了缓解。现在的小宝是一个壮实的小男孩，他已经上小学了，红润的小脸蛋很招人喜爱。

客厅的墙壁上挂着他们一家三口最近去新加坡旅游的照片，是那么的温馨。

三伏天还穿棉背心的刘老先生

《素问·阴阳应象大论》云："治病必求于本。"这个"本"就是阴阳。我们临床诊病，如果能抓住"本于阴阳"这一法宝，往往可起到"拨云见日""直捣黄龙"之效，而不被错综复杂之症象所迷惑。

故事发生在十几年前的一个夏天。

这天天气很热，即使开着空调，房间里也才勉强有一丝凉意。

一位瘦高的老人，在他老伴的搀扶下，颤颤巍巍地走进了诊室。

他戴着一副高度近视眼镜，走路很慢，说话也慢吞吞的，娓娓道起了病情：他姓刘，今年80岁，退休前是一名工程师。5年前得过心肌梗死，虽然经过抢救，命保住了，但心跳一直不正常，是一种心脏乱跳的"房扑"心律，一边说着一边把心电图拿给我看。

"平时一直心慌，稍微动一动，心慌就更厉害，气喘。还有血压不稳定，时高时低，一般在140/75mmHg，但时常在没有任何原因的情况下，莫名其妙就升高到200/110mmHg，头晕得很厉害，然后我就躺床上不敢动，过个把小时会自己好。"

"全上海好多家医院都看过了，都不见好，平时一直在吃地高辛、卡托普利、美托洛尔、胺碘酮等药物。中医也看过，可惜也没多大效果"，他递给我厚厚一叠药方。我看了看，这些医生基本都是从益气、活血这个角度来治疗的。

他的舌质淡红，舌苔厚腻偏黄，脉沉细结代。双手很凉，面部两颧处红赤，讲话时口臭很重。平时胃口一般，大小便正常，睡眠稍微差一点。

遇到这样的疑难病例，对每位医生来说都是一次挑战，我自然也不会放过。该如何辨证处方呢？我正在思考时，他说道："医生，麻烦你，能不能把空调开低点，我怕冷。"

这时，我突然注意到，这么热的天，外面接近40℃的高温，他除了穿着长袖衬衫外，竟然还套着一件棉背心！

辨证的突破口找到了！我顺着这个思路继续问下去。

原来他很怕冷，冬天时病情发作得更加频繁，平时口不渴，只能喝热水，小便颜色偏清。

看来这是典型的心肾阳虚、真寒假热证。由于心梗之后，耗伤心肾之阳气，所以怕冷；阳衰阴盛，格阳外越，故见心脏乱跳、血压忽高、口臭、两颧红赤等假热之象。

治疗上予以温阳潜阳之法，扶助心肾之阳为要，处方只开了7味药：

炮附子9g，干姜6g，龟板15g，磁石30g，砂仁6g，黄柏9g，炙甘草9g。7剂。

1周后复诊，他显得很高兴。心慌好多了，舌苔也较前明显变薄，原方略作调整，继服7剂。

三诊，四诊，五诊……他的病情一次比一次好，2个月左右的时候，他很欣喜地告知，复测心电图，已经转为正常的窦性心律了，心率每分钟80次，律齐，血压也基本稳定在130/80mmHg左右。原有的心慌症状基本上二三天才发作一次，每次10分钟左右可以自行缓解。双颧红赤已不明显，也不那么怕冷了。

当然，每次就诊时处方都略有调整，后来又治疗了3个多月，心律一直保持稳定状态。

［按］《蒲辅周医案》记载着这样一个故事：一次名医蒲辅周先生会诊一名危重患者，病情极为复杂，他也觉得无从下手。正斟酌时，家属给患者倒了一杯很烫的开水，这名患者抓起这杯热开水一饮而尽，丝毫不觉得烫。蒲老立刻判断出这是阳虚，便从温补肾阳来处方治疗，取得了很好的疗效。

这个故事里的刘老先生，因心梗后长期心律失常。方中以附子为君药，温阳复脉；龟板、磁石为臣，潜降浮阳、镇静心脉、宁心安神；佐干姜以助附子之热；用砂仁、黄柏以燥浊阴之邪，化其腻苔；甘草为使，坐镇中州，承接阴阳之气。附子、干姜、甘草，即四逆汤之组成；砂仁、黄柏、甘草，即古方三才封髓丹。服药2个月左右，心律即恢复窦性，疗效之显著实出乎我意料。

这是十几年前的病例，文中所用的西药，现在看来可能有些过时了，但在当时确实是主流和先进的。

陆阿姨的血压终于降下来了

高血压的治疗是很难的，平肝潜阳确实是治疗的常法。这名患者如果以前的资料不给我看，大概我也会先从肝阳上亢来论治。但如果治疗效果不好时，这时医生就该想想是否自己的判断有误，是否该换个思路用"变法"来治疗。当然，知常达变，不能光靠医生的学识，患者的信任和配合也是至关重要的。

这天的诊务很忙，临近上午要结束时，一位老患者跑过来说要给她亲戚加个号，我碍于情面便答应了。

这是一位62岁的女性患者，姓陆，是我这位老患者的亲戚，来她家玩的时候，老患者把姜医生的医术盛赞了一番，她心动了，所以这次特意前来看诊。

陆阿姨的病很简单，就是高血压，但是仔细问下来，却发现不那么简单了。原来她患有高血压已经二十几年了，长期服药，以前血压控制得还行，但最近3年却越来越不乐观，血压长期保持在170/90mmHg左右，以前吃过的很多药都没有效果了；还有的药吃了脚肿，有的吃了起皮疹，所以现在只吃2种作用比较平和的降压药。她对中医一直很信，因为小时候生病一吃中药就好，所以这3年她一直执着地看着中医。她拿出来厚厚的几本病历，缓缓地笑着说道："全上海好多有名的中医那里都看过了，有的看了一二个月，有的看了半年，但好像效果都不大。"

翻开这几本病历，不由得眼前一亮，哇！好多大师的手迹，大概前后能有七八位医生吧，这简直就是送上门来的学习资料啊！一诊一诊地看过来，发现这些医生确实都是在认真看病的，问诊详细，病案书写也很工整，尤其是一位看了半年的老前辈，每次用药都不少于 30 种。但看着看着，我发现了一个现象，就是他们无一例外都是从肝阳上亢这个角度来辨证的，用的药也几乎大同小异，无非天麻、钩藤、川芎、石决明、珍珠母、磁石、白蒺藜、菊花、桑叶、牛膝、全蝎、蜈蚣等具有平肝息风功效的药物。难道高血压只有"肝阳上亢"这一个病机吗？我不由得皱了皱眉头："还是先通过望闻问切，看看患者的具体情况吧！"

这是一位看起来面色亮白、精神倦怠不振的阿姨，说话的声音也很低微，一边说话，一边眼睛不停地一眨一眨的。舌头颜色偏淡，舌苔薄白，手摸上去凉凉的，双手脉象都很沉细。

"阿姨您平时都有哪些不适呢？"我一边搭脉一边问。

"平时就是觉得累，白天想睡觉，但是睡不着，眼睛睁不开，脚也特别沉，迈不开腿"，阿姨答道。"她呀，年轻时候身体可好了，就这几年一下子就不好了，还在家带孙子，挺累的"，一旁老患者补充道。

四诊资料收集下来，我心里渐渐有了答案。这名患者是典型的气虚肾阳不振啊，正如《伤寒论》所云"少阴之为病，脉微细，但欲寐也"。针对目前这个情况，我先为她开具了以补中益气汤为底方的处方，其中黄芪、太子参都用了 30g。

处方毕，略懂医道的阿姨疑惑地问道："姜医生啊，你用了黄芪、太子参，这都是补药啊，吃了会不会血压更高呢？"我解释道："阿姨您现在的情况其实就是气虚，正是气虚造成血供不足，机体才被动地收缩血管来维持营养，从而引起血压的升高。一味地降压和平肝潜阳，等于是见招拆招，不是治本之策，只有正气充盈了，身体放松了，血管不紧张了，自然血压下降了。再说，您看了这么多医生效果都不好，这次就按我的方法治治吧。"

听了我的分析，阿姨点点头："好的，这次我就认真喝你的中药，要是看好了，一定送一面锦旗好好感谢你！"

2周后，老患者陪陆阿姨来复诊，这次面色红润、笑容灿烂。她说喝了药之后觉得身体轻松，有精神，睡得好，血压也基本控制在150/90mmHg左右。就这样，以益气为基本治则，后期也酌加了川芎、天麻等平肝息风药，前后治疗了3个多月，患者病情明显改善，血压基本维持在140/90mmHg左右。这个疗程结束的时候，陆阿姨精神面貌已宛若新人，开心的她果然给姜医生送来了一面大大的锦旗。

难忘的生日宴

医生高超的医术和精诚的付出，以及患者的信任和配合，这样才能构建良好的医患关系。文中的二位老人，在我这里看诊已有多年，很高兴能为他们带来健康。

酒店的大厅里摆放着10桌宴席，宾客们早已坐满，很热闹但却没有喧闹，人人脸上都洋溢着喜悦与羡慕的神情。"来，让我们以热烈的掌声有请今天的二位老寿星，汤先生和潘女士！"司仪的话音刚落，伴随着热烈的掌声，一对鹤发童颜的老夫妻在子女的搀扶下走上了主席台。今天是二老90岁的生日，他们夫妻共同度过了60多年的岁月，相敬如宾。五个子女的生活工作都很顺利，孝顺的他们特意请来了宾客为父母祝寿。面对满堂宾客，老夫妻显得非常激动，他们用朴实的话语表达着对大家的感激之情。"今天还有一位神秘的嘉宾"，司仪说道，"让我们有请给二老看病的姜医生！"原来，子女为给二老一个惊喜，特意邀请了我，但事先隐瞒了这个消息。看到我的出现，他们显得非常开心和惊喜，拉着我的手不放："谢谢姜医生，谢谢你给我们带来了健康！"

故事要从五六年前说起。那一年潘阿姨得了脑梗死，成天头晕、没力气，看了几个医生后效果不明显，在友人介绍下来找我。经过治疗，病情很快有了缓解。老先生也一起来治冠心病和腰腿痛，症状也明显好转。此后，他们基本上每隔两三周就来看诊一次，一直到现在。这期间也有一些小插曲，如潘阿姨有一段时间胃口差、嘴巴苦，汤先生有过心绞痛，都在我的治疗下得到了改善。二老90岁高龄仍如此健康，精神矍铄，中医药功不可没。

"姜医生啊，今天是我们90岁生日，你的到来让我们很是惊喜，等我们100岁的时候，也一定要请你来！"二老激动地说道。"一言为定，我一定会来的！"握着二老的手，我重重地点了下头。闪光灯下，照片见证了我们浓浓的医患情。

中医随笔

第二篇

论医解惑

你的气还够用吗

刘女士今年36岁，2年前生完二胎后，自觉身体健康大不如前：

总觉得自己气不够用，时常短气，要用力深呼吸几下才行。最严重的时候，甚至觉得呼吸停住了，自己就要死了！

刘女士的情况并不罕见，在很多中青年身上都有，去医院做心电图和胸片检查，基本都查不出什么问题，但这种症状是很严重的，也一定要引起足够的重视。

通俗点来说，这就是人体的"气"不够用了。

中医理论认为，我们身体的气，在胸中的称为"宗气"，也有医家称之为"大气"，具有司呼吸、行气血、资先天等方面的功能，如果由于某些原因，造成宗气的匮乏，气虚升提无力，便会出现"宗气下陷"的后果，从而出现我们所看到的短气、气不够等症状。

文中这位刘女士，就是由于高龄生育，加上产后调养不当引起的。

现代人的生活普遍快节奏，比如工作过于劳累、缺少睡眠、缺乏锻炼、饮食不健康、过多的讲话、某些疾病调治不当等原因，都会造成宗气的不足。

一代医家张锡纯先生，在他的著作《医学衷中参西录》里，对这类疾病有专门的论述："胸中大气下陷，气短不足以息，或努力呼吸，有似乎喘；或气息将停，危在顷刻……"

在治法上，他特意针对本病，独创了"升陷汤"，用以治疗"大气下陷"。方剂组成：

生黄芪18g，知母9g，柴胡4.5g，桔梗4.5g，升麻3g。

根据患者病情，药物的具体剂量可以有所增减，也可以酌情增加人参、山萸肉等药物以加强疗效。

我给刘女士开具的处方，就是升陷汤，前后治疗2个月余，病情得到明显的改善。本方主要针对中青年人为主，若老年人出现此类症状，多离不开心脑血管的基础病变，其治疗则另当别论。

去你的，青春痘

青春痘的烦恼，大家都懂，就不多说了。今天，先简单地讲讲它是怎么得的，然后，我们重点谈谈该怎么祛除它。

青春痘的形成，简而言之，是两个主要原因共同造成的：其一，内火太大。其二，毛孔堵塞。说穿了，就是毛孔堵住了，身体里的内火往外发散不出去，从而形成的一种炎性反应。

为什么称为青春痘？因为青春期生长激素旺盛，"内火"最大，所以这个时期高发。但是过了青春期，如果"内火"仍然很大的话，也是一样会发的。我见过很多四十几岁还是满脸痘痘的，而且比较难治。

为什么长在脸上？因为人体头面部阳气最旺，火的性质又是往上冲的，所以最容易长在脸上，有些人前胸、后背也会有。另外，头面部油脂的含量最多，极易造成毛孔的堵塞。我们可以三天不洗澡，但谁能一天不洗脸呢？恐怕没人能做到。

既然青春痘的主要形成原因是这样的，那么治疗的大法，无非就是疏通毛孔，清泄内热。所以，饮食上尽量少吃油炸、油腻食品，因为这会增加脸部的油脂，辣椒最好不要吃，羊肉、竹笋、螃蟹、虾这类"发物"也要少吃。

大便一定要保持通畅。正常的大便，最好是每天 1～2 次，早上起床就排是最好的。但不少长痘的朋友，大便是几天才排一次的，这样内火排不出，肯定会往上攻，势必造成痘痘的生成和加重。

再就是养成良好的睡眠习惯，每天 11 点之前睡觉。经常熬夜的人会引起内分泌失调，形成心肝火旺的状态，不利于痘痘的消退。

脸一定要清洗干净，用去油力强的洗面奶或者硫黄皂，一般每天要清洗 2～3 次。然后尽量不要用化妆品，任何化妆品都不要用。找我看诊的患者，我常关照她们坚持 3 个月不要化妆。

因为头发表面含有油脂，所以头发长的女生，最好剪短发或者把头发挽起来，不要让头发摩擦脸颊。有刘海的女生，我知道，你的流海底下藏着好几个痘痘，但是为了彻底把痘痘看好，你的刘海还是剪了吧。

有些女性患者的痘痘和月经有关，比如月经期间痘痘特别多的同时伴有月经延期、姨妈痛、月经量少等问题，这种情况比较复杂，大多属内分泌失调，需要找医生治疗。

长了痘痘，千万不要挤，因为挤了还会长，而且挤压后的痘痕极难消退。最好尽快地找一个善治这个病的中医，一般需要治疗几个月。如果暂时没时间看医生，那么有两款药茶可供选用：

1. 桑叶菊花茶

配方：桑叶 6g，白菊花 6g。

这二味药都有疏风清热、清肝明目的功效。尤其桑叶，现代药理研究表明，具有明确的美容、降糖等功效。此茶芳香甘甜，青春痘的各个时期都适合饮用。

2. 金银花蒲公英茶

配方：金银花 6g，蒲公英 9g。

此茶清热泻火的功效较强，口感也较苦，适合痘痘时间较长，或者痘痘部位固定、红肿明显者。

最后向大家介绍一个简便易行的自我按摩功法，每次做 5 分钟左右，每天早晚各做一次即可。这套功法是我的爷爷教我的，也算祖传，名字就叫"祛痘保健功"吧。对痘痘的各个时期适用，尤其对那些经久不退的痘痘和痘痕，有一定的治疗效果。

祛痘保健功

1. 洗脸洗手后，用毛巾擦干，端坐静室，平心静气，以鼻呼吸。

2. 双手心先搓热，发热后，双手放松，掌心相对，一开一合，距离在 5～15cm 之间。这样做二十几次，双手好像抱着一个气球的感觉。

3. 双手掌心浮在面部长痘痘的地方，轻轻摩擦 2 分钟左右。注意不要重压、不要用力，只需浮在上面即可。

4. 双手相叠置于丹田穴（肚脐眼下三寸），1分钟左右，意想气归丹田，收功。然后回归正常生活，该做什么就做什么。

滚蛋吧，更年期

最近天气炎热，人也容易心烦气躁，来看诊的朋友里就有不少"火气大"的患者。

比如小C，女，外企白领，今年41岁，这几个月常常莫名其妙地发脾气，"我是不是到了更年期了？"她很害怕地问道。

在回答这个问题之前，先要搞清楚什么是更年期，也必须要谈谈什么是青春期。中医理论认为，人体的生理发育，女性以七年为一个周期，男性则是八年。女性到了"二七（14岁）"、男性到了"二八（16岁）"左右（按虚岁算），这时会产生一种叫"天癸"的物质。"天癸"是人体肾中精气充盈到一定阶段时所产生的一种精微物质，它具有促进人体生殖器官成熟并维持生殖的功能，是一种阴精，古人又称"无形之水"。它的生成产生了男女第二性征，女性的月经，男性的胡须、喉结，这个时期便是我们通常所说的"青春期"。

而女性到了"七七（49岁）"左右，这时"天癸"就开始衰竭了，所以就会停经，我们称之为"更年期"。当然49岁只是概数，依据每个人的先天禀赋和后天保养情况，这个年龄可以上下略有浮动，但一般浮动不会太大。所以如果您的年龄还没到49岁，那么大可不必紧张，更年期还没来呢！身体的不适，大多是其他原因造成的。

我们人体的阴阳长期保持着一种平衡的状态，到了更年期，由于"天癸"一下子衰竭，我们适应了几十年的身体，阴阳的平衡突然被打破了，这时人体就要重新调整和适应新的环境。有的人很快就适应了，可以没有明显的感觉；有的人会难受几个月，但渐渐也调整适应了下来；但也有很多人，适应不了身体环境的变化，很长时间里都会出现严重的身心不适，这就要寻求医生的帮助了。

那么更年期会有哪些不适症状呢？由于"天癸"属于阴精，所以它的衰竭，大多数表现出的是一种阴虚火旺的状态，主要表现在情绪和躯体两个方面。

情绪上最常见的，就是特别容易发火，常常莫名其妙地发脾气，事后冷静下来，自己都想不通，为什么为了那点小事就发火？但当时就是控制不住自己。为此，很多"老公"常向医生抱怨，但是没办法，只能忍忍吧……

情绪上的另外一种表现，就是行为的怪异，常常无缘无故地悲伤哭泣、坐立不安、沉默寡言、突然不想吃东西等。

情志疾病，中医自古就有良好的治疗方法，比如甘麦大枣汤、逍遥散等。当然，由于疾病的复杂性，为取得最佳疗效，找医生去辨证论治一下才是最正确的。

另外一大类表现是躯体上的，最典型的症状就是烘热出汗。这种感觉，就是时常会有一股热气，从下腹部往上冲，然后就是脸红，浑身出一阵汗，过数分钟后自行缓解，有点像涨潮，所以又称"潮热"，一般用一些补肾潜阳的药物可以改善。

其中还有一种非常难治的汗证，就是身体一直发热出汗，一眼看去患者就像一团火似的，我的经验是用生石膏为主药，常用到60g以上才能取得疗效。

其他躯体症状还有月经紊乱、乳房胀痛、失眠，甚至抑郁等。

不止女性，男性也有更年期。由于生理周期的特点，他的年龄是七八（56岁），主要症状以情绪上的为主，比如莫名其妙发脾气、看什么都不顺眼，甚至有怪异的行为，只是男性的表现没有女性那么明显，所以不太被人重视罢了。

更年期症状就是到了一定时期，身体阴阳严重不平衡的产物。所以我们可以得出以下几点结论：

第一，如果你爱发脾气、月经紊乱、出汗，但是离49岁还远着呢，那么基本断定还没到更年期，应该是身体其他方面的原因，找医生调理一下，一般会好的。

第二，如果你早已过了49岁，比如现在已经56岁了，却还有像更年期一样的症状，那极有可能是天癸衰竭造成的阴阳失衡还没有恢复，身体还没适应新的环境，需要尽快找一个善治这个病的中医治疗一下。

第三，就算到了更年期也没啥可怕的，只是短期内身体不适应而已，经过中医调理，重新达到阴阳的平衡状态就行了。

我们人类的预期寿命是 120 岁，现在 90 岁甚至百岁以上的老人都经常见到，所以让讨厌的更年期滚蛋吧，这只不过是另一个青春期的开始！

当身体发出求救信号，你会正确应对吗

最近看到二则有趣的笑话。

1. 这 2 天压力很大，一直都感觉有一种无形的力量扼住了喉咙，让呼吸困难，脖子后面老有风……下午去了趟医院，医生认真检查之后，告诉我：秋衣穿反了！

2. 一男子脚板变青，去医院花了数千做了套全身检查，并没发现异常。最后还是一个老医生拿个放大镜看了半天说道："根据我多年的经验，你这是袜子掉色！"

虽然只是笑话，但笑过之后，有些问题还是很值得我们思考的。我们总免不了生病，免不了身体出现这样或那样的不适症状，那么该如何解决病痛？如何正确面对这些不适呢？

先看看下面这些处理对吗？

心慌，吃"保心丸"；头痛，吃"止痛片"；心脏病早搏，吃"早搏停"；心绞痛，吃"心痛定"；血压高了，吃"降压片"；头晕，吃"定眩片"；胃疼，吃"胃痛颗粒"；皮疹，用"皮疹消"……

这几条，虽然有时候会有用，但并不是正确的应对方式。要真是这么容易，那也不需要医生了，人人随便买点药吃不就得了。

我想说的就是，我们出现的一些不适，其实是身体发出的求救信号，来告诉我们：出现问题了，该找找原因了，尽快地想办法去解决它，以免造成更严重的后果。

正确的应对方式是找到原因并尽快解决，而不是随便地、盲目地找点药吃了就算了。

比如手上扎了一根钉子，手疼，那么解决手疼的正确方式，一定是把钉子拔出来，而不是吃止痛片。

天气寒冷时，很多朋友出现头痛的情况，其中不乏中青年女性。她们有一个特点，那就是月经期间头痛特别厉害，受凉了也会加重。造成这个症状的一个重要原因，其实是气血的不足。通过以益气养血为主的治疗，绝大多数人头痛等不适都会缓解。因此，对她们来说，长期盲目地服用止痛片肯定是不对的。

也有很多朋友特别疲劳，白天精力不振，需要喝咖啡才能提神工作。对他们来说，疲劳、精力不振，其实就是身体发出的不适信号。正确的应对方式，应该是反思一下自己的作息是否不当，体检一下看看身体是否有问题，找中医看看是不是气虚了，并选择适当的药物治疗一下。靠咖啡提神等于是强制地兴奋一下，短期喝喝是可以的，时间长了肯定不行，因为它并没有解决疲劳的根本原因。

再比如失眠，睡不着觉的原因实在太多了。在中医看来，就有心肾不交、痰湿内盛、瘀血阻络、肾亏、心火旺、虚阳上浮等，盲目地服用安眠药，显然不能解决根本问题，找到具体原因并正确治疗才是治本之策。

不适症状是身体发出的求救信号，也是一种良性的保护机制。比如，因为肺炎发烧了，这是人体正常的免疫保护机制。有些老年人免疫力下降，得了肺炎不发烧，这反而比较难治。

总之，我们要重视身体发出的求救信号，更要采取正确的方式来应对。

舌头麻是怎么回事

这天，一位妈妈带着她10岁的女儿前来看诊，小朋友活泼泼的，很是可爱。

她的问题就是舌头麻，有2个多星期了，而且就麻在右半边，去看过口腔黏膜科，医生只是建议她多喝点温水，当然是没什么用的。

仔细观察了一下，她的舌质偏红，有少许裂纹，舌苔薄白，脉象细数，其他没有任何不适。这该从哪里入手论治呢？

我开具的处方是这样的：

柴胡9g，黄芩6g，半夏6g，党参15g，麦冬9g，五味子6g，桑叶9g，蒲公英15g，红花6g，炙甘草6g。

1周后复诊，妈妈欣喜告知：服药2天，舌头麻就明显好了。

舌头麻，虽然大多数时候并不一定是什么大病，但它是我们身体不适发出的一个信号，所以必须引起足够的重视。有时候并不一定能找到明确的致病原因，比如这位小朋友，看起来似乎无从下手，但是通过详细的问诊，还是可以找到端倪的。

她现在上小学 3 年级，近期功课一下子多了起来，晚上睡得晚，基本上要到 10 点才睡觉。功课多，加上和同学比成绩，无形中压力增大，造成肝气郁结，肝郁化火；又加上熬夜伤阴，造成局部的气血运行不畅而引起。这张处方就是从疏肝、滋阴、活血角度来论治的，效果竟出奇地好。关于舌头麻的其他原因，我略微做了一个总结。

1. 饮食不当

这最常见，也是第一步要排除的。比如过食辛辣刺激食品等，过热、过寒的刺激都会引起舌头的循环障碍而出现麻木。

2. 药物的副作用

某些药物也会引起舌头发麻。比如中药附子，其中毒的反应中就有舌头麻。如果最近正好服用某些药物，那就要考虑一下是否与之有关。

3. 心火旺

舌为心之苗，心火过于亢盛，也会出现舌头麻。部位一般集中在舌尖部，望诊舌尖也会明显偏红。治疗一般以黄连、黄芩、栀子、莲子心等清心泻火药为主。

4. 阴虚

熬夜、睡眠时间不足、过食辛辣食品等都会造成阴液的亏耗，这类舌头一般都是又干又红、舌头裂纹多、舌苔少。一般以沙参、麦冬、石斛、五味子等药物滋阴治疗。

5. 肝气郁结

生活、工作压力大是当今社会普遍存在的现象。中医的肝经是从身体两边循行的，所以偏身出现的症状一般都和这条经络有关。就像这位小朋友，舌头麻只固定在右半边，以疏肝理气的小柴胡汤为底方治疗，效果显著。

6. 湿气重

一般和吸烟、饮酒、过食肥甘厚味有关，舌苔都是又厚又腻的。除了舌麻之外，常伴有口苦、口甜、口中异味等，常用藿香正气散化湿为治。

7. 血瘀

在老年人中尤为普遍，常伴舌头瘀点瘀斑、舌底脉络迂曲等表现。此外，也是中风先兆的可能，老年人要引起足够的重视。

当然还有其他一些原因，就不一一列举了。总之，辨证准确，用药得法，中医治疗舌麻是可以取得良效的。

口臭是怎么回事

常有患者因口腔异味而来看诊，这种症状常被描述为"口臭"或"口气重"，往往最先由家人发现，然后自己才会发觉。有些人怕异味让别人闻到，甚至不敢张口讲话，造成了不小的困扰。

口气，最直接来源于口腔和胃肠道，因此我们每个人或多或少都会有一点的，这是正常现象。但是如果口气很重，一张口讲话，隔很远都能闻到，那就极有可能是身体出现一些问题了。

中医学认为，口臭是脏腑功能失调的一种反映，形成原因虽然有多种，但大致可分为实证与虚证两大类。

实证，多为湿热内盛。比如长期地抽烟喝酒、过多地食用辛辣油腻食品、长期便秘、或为某些疾病等原因所造成的湿热邪气上攻而成。

虚证，多为脾气亏虚。比如长期过饥过饱不规律的饮食、长期熬夜、长期精神紧张、过于劳累等不良生活方式，均会造成胃肠道功能减弱，此时食物得不到正常消化，大量食物糟粕不能及时排出体外，就会沉积在胃肠道积湿生热。

当然，也有很多情况是实证、虚证都有，这就要辨证来看了。

对于口臭，单靠刷牙和嚼口香糖是难以解决的，还需从饮食、中药方面入手。

如果有抽烟喝酒的习惯，那么肯定要先忌烟酒。这类患者一看舌头，都是又黄又腻的。可以想象一下，在你二三十岁的时候，即使抽烟喝酒，口臭也会很快消退，平时也不会很明显。为什么现在四十几岁之后，口臭就重了呢？这其实反映了自己的脏腑功能已经下降了，不能有效地运化烟酒的毒气，舌苔黄腻就是典型的信号。此时如果再不控制烟酒，等严重疾病发生了，恐怕追悔莫及。

平时饮食上应尽量少吃辛辣刺激食品，比如蒜、葱、韭菜、臭豆腐等。少吃油腻及高热量食品，如肉类、蛋类、鱼类、海产品和奶渣，植物性食物中的豌豆、四季豆、大豆、核桃、花生和榛子等。

一定要保持大便的通畅。正常的大便应该是每天 1~2 次，以晨起时大便最佳。如果长期便秘甚至好几天才大便一次的话，那么不口臭才怪呢。

治疗口臭的简便方法，如果单纯湿重的话（舌苔通常很白很厚），可以买一些藿香正气胶囊口服。

如果湿热都重（舌苔通常又黄又厚腻），可以同时再吃一些清热解毒的中成药，比如牛黄解毒片（或者牛黄上清胶囊、银黄口服液等任选一种即可）。也可以买一些蒲公英泡水喝。

当然，口臭的原因还是很复杂的，以上只是简单的自疗方法。有相关问题的，还是建议尽早来医院看诊方为上策。

湿气啊湿气，为啥都要由你来背锅

人们对健康越来越重视，这很好，但泛滥的养生节目以及海量公众号的"科普"与洗脑也滋生出不少的问题。其中有一个比较突出的现象，那就是"湿气"的泛滥和赶时髦的除湿。

看病时，有些人会主动过来说，自己湿气太重了，想要祛祛湿气。开药的时候，还会反过来再三叮嘱医生，一定要多加点化湿药！

还有些人，把自己的头晕、乏力、失眠、胃口差等不适症状，以至于一切的不适，都自以为是地归结为湿气重。

在某些养生馆里也是如此，拔个火罐，一看颜色偏黑，那结论一定是：你湿气太重了！"来，我给你做做艾灸，还有中药粉泡泡脚，帮你把湿气排排……哦，先去缴费，一次588元，办个年卡有优惠，只要5.8万元。"

但实际上，如果观察一段时间，你就会发现，他和每位"患者"说的话都是一样的。也就是说，在他们的套路里，所有人都是湿气重！

好了，言归正传，先和大家科普一下什么是湿气。正常的湿气就是身体里的湿度，好比是空气里的湿度一样，这个湿度不是固定的一个数值，而是有一个范围，在这个范围内的湿度可以认为都是正常的。如果湿气严重超标了，最恰当的说法，应该是湿邪。强调一下，"湿"后面搭配的是"邪"。

湿邪的产生，主要包括内因与外因。其中外因主要包含接触潮湿环境、吃肉和油炸食品、喝含糖饮料、食生冷品、抽烟喝酒等，内因主要包含某些原因造成的脾虚、阳虚等。湿邪是"重着黏滞"的，其致病的主要特点有以下几点：

1. 身上皮疹反反复复不容易好。

2. 早上起床后打不起精神（睡眠充足的前提下），平时觉得头上有种东西裹着，也有人觉得小腿肚子发酸、发沉。中医里讲"湿重如裹"，这种被包裹着的感觉就是身体对湿邪的感受，好像穿着一件洗过没干的衬衫似的那么别扭。

3. 舌苔又厚又腻。

4. 大便偏稀偏烂，粘马桶很难冲下去。

5. 小便浑浊。

6. 颜面及下肢浮肿。

7. 女性妇科方面的某些异常等。

这些可作为判断湿气重的参考，但也不是绝对的。一般来说，要和具体症状结合起来进行综合判断分析才行。

中医把致病的外邪归纳为风、寒、暑、湿、燥、火六种，统称为"六淫"。湿邪，其实只是引起疾病的众多原因中的一个。除了这六种，还有很多其他内在、外在的因素，比如气虚、血虚、肾虚、血瘀、肝郁等，都会引起疾病的发生，这是需要有足够经验的医生来综合判断才行的，不能单凭主观臆断。

湿邪的致病也和地域有着明显的关系，比如在上海、浙江这些江南潮湿多雨地区，湿重的比例确实偏高。但在甘肃、宁夏、东北等地区，普遍空气偏干，"湿"病发病率就会偏低，而"燥""寒"的发生率却很高。

人体正常的湿度，是保持津液链平衡的重要一环，津液一旦受损，就像水果脱水一样，是很难恢复的。

我们身体里湿度真的超标了吗？如果没有超标，那么我们忙着除去的是什么呢？是津液，人体宝贵的津液！就算你的湿度真的超标，比如超标3分，那么你忙着除湿，除去的是10分，那多出来的

7分是什么？是津液，人体宝贵的津液！

天气渐渐地热起来，预计用不了几天，就会有大量的网文涌出来，来教你怎么除湿。所以今天在这里和大家唠叨几句，先正确认识一下自己的身体。

想当然的臆断和赶时髦的"养生"，其实是在"伤生"。

所以，当你以后感到口干舌燥、眼睛干涩、皮肤干燥的时候，也许就是你当初赶时髦除湿惹的祸。

中医见效慢吗

常有人说："西医见效快，中医见效慢；急性病找西医，慢性病看中医。"果真如此吗？在我看来是未必的。

在民间常流传着这样一些传说：某老中医疗效神奇，常常一帖药就能把患者看好，故人送外号"一帖灵"；又有病家患重病请名医上门，一次就能把人治愈，故人称"一趟头"；更有"起死回生""手到病除""妙手回春"之说。可见，自古以来，在人们心目中，如能找到水平高的医生，中医药的疗效是并不慢的。而且中华民族至少数千年的悠久文明里，人们的身体健康可都是中医药的功劳，这其中不乏众多危急重症由中医药治疗转危为安的事例。

那么造成"中医见效慢"这种认识形成的原因是什么呢？试析如下：

第一，当前医疗背景方面的原因。

现在我国的医疗环境，总体上来说，大概危急重症一定是要找西医看的，包括急诊、住院、手术、各种抢救，可以说都是西医的天下。然后一些所谓的小毛病，比如感冒、发烧、呼吸道感染，为了图省事，大多数人也都会选择便于服用的西药，而很少有人愿意去喝难喝的汤药。所以，供中医看的病，也就剩下一些西医不能完全解决的慢性病了，比如脾胃病、肝病、肾病、失眠、月经病等。现在的名老中医在上述领域里居多，这也是一个重要的原因。相反，感冒虽是小病，但想找到一个会开汤药治感冒的中医，反倒不是很容易。

第二，疾病本身的原因。

在这里我可以负责任地说，中医药治疗某些急性病，疗效是很快的，比如普通感冒、发热、哮喘、急性胃肠炎、丹毒等，基本上都能取得立竿见影的疗效。有些病见效慢，更多的是疾病本身的特点造成的，而不是中医的原因。比如我们常见的多汗病，去看西医，他们一定会说："这个病我们没学过，看不了，你还是去看中医吧！"而由于多汗病的原因复杂，中医治疗一般也要花上一段时间才能慢慢取得效果。同理，一些病程长、容易反复发作的慢性病，比如失眠、桥本甲状腺炎、痛经、更年期综合征、湿疹等，经过一段时期的治疗，中医药一般可以取得效果。

中医能攻克这些难治疾患已经很伟大了，所以绝不能说是中医见效慢，而是这些疾病本身的特点决定的，这类慢性病的特点就是好得慢，容易反复发作。

第三，医生水平的原因。

最近一个患者在友人介绍下来找我看失眠。之前，她曾在某失眠专科的某位名医那里，不间断地看了半年的时间。

我问她："疗效如何？"

她答道："一点效果都没有。"

我诧异地问："那为什么看了这么久都不考虑换医生？"

她答道："中医见效慢，所以我就坚持看下来了。"

患者的执着令人感动，但看到那位名医半年来的处方，我却不由得为她鸣不平了。原来这半年的处方基本上都没变过！这名医生是否在认真地为患者治疗我不得而知，但治疗半年无效也不考虑换方，这就有些说不过去了。

由于病情复杂，治疗往往很难一二次就能取得效果，这就需要医患双方共同努力，尤其是患者方面要有耐心，要给医生一些时间。但这个时间绝不是无限的，更不能以"中医见效慢"作借口。

据我经验，对大多数慢性疾病而言，一般治疗 2 个月左右，应该或多或少会取得一些效果。如果一点效果都没有，那么基本上这个医生是看不好你的病了，就要考虑换人了。

"糊里糊涂地活"与"明明白白地死"

王阿姨，今年 71 岁。患有冠心病多年的她，经常心慌，多走路就气急，睡眠欠佳。去检查后，主要问题是"心动过速"和"早搏"。可喜的是，在我这里治疗了2个多月，这些症状都得到了明显的改善。她的病机并不复杂，就是气阴亏虚，以生脉饮为底方，酌加酸枣仁、龙骨、牡蛎等药而取效。

"中医让你糊里糊涂地活，西医让你明明白白地死"，最近的一次看诊后，王阿姨笑着对我说道。这句话是很流行的，想必大家也都听说过。她为什么要这样说呢？

原来她之前去看西医，一开始随便找了一个主治医生，患者很多，医生看了检查报告后，也没说几句话，就给她开了2盒药。服药后，"心动过速"得到了改善，但是心慌、气急、失眠这些问题并没有缓解。

于是，她又特意去看了一个权威专家的特需门诊，这名专家一边给她看病，一边给围了一圈的学生们讲课，很耐心地讲解了她患病的原理，可是最后开的药，竟和之前那位医生开的一模一样。当然效果也并不理想。

正是有了这样的看病经历，王阿姨才发出了这句感慨。

故事讲完了。

先表明一下立场，这句"中医让你糊里糊涂地活，西医让你明明白白地死"，我是不同意的。

首先，所谓的中医"糊里糊涂"，只是因为普通患者和水平一般的医生对中医治愈疾病的机理缺乏深入的了解而已。中医延续了几千年，其中很重要的一点，就是中医有自己的理论体系，这种理

中医随笔

论虽然粗看起来和现代科学有点不一样，但是仔细研究后不难发现，她蕴含着极为深奥的哲理，并且能和实际治病完美地结合起来，经得起实践的检验。

比如草药治病，以前欧洲、非洲等地区也是用草药治病的，但那只是简单的原始疗法，没有理论的支持，所以西医学兴盛后，这些疗法也就基本绝迹了。正是在正确的理论及传承下，才使得中医学至今仍焕发着勃勃的生机。就拿王阿姨的病情来说，望闻问切四诊结合起来，这是很典型的气阴亏虚证，用对证的药方自然取得了良好的效果。

至于"明明白白地死"，这个问题很多西医朋友会反问我，"碰到危急重症，你们中医，不管是明白还是糊涂，难道就一定能救活吗？你们救活了几个？"这确实是一个很尴尬的问题。

目前绝大多数的危急重症，主要是靠西医来救治的。强大的西医为国民健康提供了巨大的保障，这不言而喻。一百多年的发展，攻克了一个又一个疑难杂症，取得了非常了不起的成就。但发展的同时，也确实感受到治疗手段的不足，比如某呼吸科专家授课时说道："我们呼吸科医生能用的药就是抗生素和激素啊！"当这些常用的药物起不到理想的疗效时，免不了会有束手无策之感。

今天聊的这个话题，并没有褒贬之意。只想说的是，中西医各有优势，西医强大，中医也有自己独特的理论体系和丰富的治疗手段，互相取长补短才是最佳的选择。

无论如何，糊里糊涂都是不可取的。

明明白白才是我们要达到的目的，并且还要更加明白。

谈谈"医不自治"

常有人说，医生不能给自己和亲人看病。理由是平时用药可以没有顾虑，但是给自己和亲人治疗，却顾虑重重而下不去手。这其实是一个非常荒诞可笑的看法。

我想起以前看过的一个漫画，一个秃头医生在卖治疗脱发的药，人们嘲笑他："你自己的秃头都不能治好，还给别人治，谁信啊！"这可真是个一针见血的讽刺。

先讲一个发生在我自己身上的故事吧！那是我大学毕业刚参加工作的时候，一次得了感冒，主要症状是鼻塞、流鼻涕、怕冷、怕风，为图省事，就随便吃了点西药和中成药。谁承想，竟然1个月都没有好，并且还有加重的趋势，鼻涕流个不停。

当时我正在看张锡纯的《医学衷中参西录》，读到"加味桂枝代粥汤"，对照一下，觉得我这个病服用这张方子是很合适的，于是当晚就配了这副药吃下，一夜酣睡。不可思议的是，第2天流鼻涕的症状竟然完全好了！

这次深刻的自治体验，使我对中医药的疗效甚为信服，开始了更深入地钻研，"加味桂枝代粥汤"也成为我治疗感冒最常用的一张处方。该方组成是桂枝9g，白芍9g，生黄芪9g，知母6g，防风9g，生姜9g，炙甘草6g，红枣9g，荆芥9g。

此后，我先后得过咳嗽、失眠、头痛等病，都是自己治好的。家人生病，也基本上都由我一手包办，吃的都是中药汤药。这些年看病，我常用的处方大概有50首，每张处方都亲自尝过，因此我深刻地了解患者服药后的情况，对服药后各个阶段的特点、有哪些副作用、该如何处理等，基本上都了然于胸。感谢这几次自我治疗的体验和尝药经历，否则是不会有这些直观认识的。

学了几年医学到毕业，也许一般医生都会知道某病大概该如何治疗，临证也有可能看好一些患者，但这种知识只是表面上的，是层次很浅的记忆，是缺乏深入思考的。一定要在实践中体会过的，有所领悟的，才是真正的学问。

好比一个人学了武术，却从来没有实战经验，能说这是真功夫吗？医学的实践，最能让人有所领悟的，就是自我治疗。人最爱惜的是自己，给自己开药时，才会思考，这个药到底用多少剂量合适？那个药用了会不会伤肾？诸如此类的问题，我的体会是：对于一个爱学习的医生，抄方，抄1000张处方，不如实际看100个患者；看病，看100个患者，不如自己给自己治疗1次。

诚然，术业有专攻，呼吸科医生得了肾病，请肾脏科医生治疗，是很正常的。骨折了需要手术，由别人开刀，也是天经地义的事。我们这里讨论的是这样一种现象，比如某位中医呼吸科专家，他生了肺病，却去找别人治疗。他平时给患者开药无数，却不会给自己开药，甚至有可能他从来都没有吃过中药！

中医界很多老前辈，都是自治的典范，推荐大家看看《名老中医之路》这本书。岳美中患肺病，被西医告知无法治疗，自治而愈；汪莲石患发热病，多医治疗无效，自治而愈；恽铁樵三个儿子先后死于伤寒，第四子由他亲自治疗而愈，虽然当时他还只是一个翻译家。萧龙友、曹颖甫、金寿山……这些中医名家自治的故事不胜枚举。

自治，正是自治，才是自己学术升华的考验。

学点中医，挺好的

我们很忙，但是再忙，也总会有点空闲时间的。

空闲时，我们在干嘛呢？追追电视剧，玩玩游戏，出门旅游，做一枚吃遍美食的吃货，发发呆……差不多是这样子吧！

我想说的是，不妨把我们的空闲时间挤一些出来，学一点中医吧！

去医院看病的经历大家都有吧。孩子生病了，一次小的感冒发热，就会牵动一家人，即使去看急诊，甚至也要排上 4 个小时队才能看到，因此医院常常给我们留下恐怖的印象。

父母生病了，想尽尽孝心，却显得那么的茫然不知所措。而我们自己病了，即使是感冒、鼻炎这类不太严重的毛病，也会让我们痛苦不堪，难以忍受，更别说严重的疾病了。

我们放下手机，静下心来想一想，究竟哪样东西对我们来说才是最重要的？

不管你想到的是什么，有一个前提总是成立的，那就是一旦失去了生命和健康，其他的事物再好，和你又有什么关系呢！

可我们对身体健康方面的投入又有多少呢？除了盲目地买些保健品、营养品之外，几乎再没有别的投入了。而大多数人对生命、对身体的认知，几乎为零。"看病难，看病贵"是现在的一个社会现象，对这个现象的探讨，除了政府、社会、医院、医生外，我觉得最该反思的应该是你自己。

其实至少有30%的疾病是自己的调养不当造成的，很多小毛病也都可以自己用简便易廉的方法解决，没必要去医院凑热闹，而慢性疾病的后期康复更离不开养生之道的指导。

如果学会一些中医药知识，那么很多小毛病，就可以不用去医院凑热闹了，靠自己就可以解决，或者通过健康的养生保健方式来预防疾病的发生，岂不美哉！

请大家耐心地看完这段话：

"怪当今居世之士，曾不留神医药，精究方术，上以疗君亲之疾，下以救贫贱之厄，中以保身长全，以养其生，但竞逐荣势，企踵权豪，孜孜汲汲，惟名利是务，崇饰其末，忽弃其本，华其外而悴其内，皮之不存，毛将安附焉？卒然遭邪风之气，婴非常之疾，患及祸至，而方震栗，降志屈节，钦望巫祝，告穷归天，束手受败。

贵百年之寿命，持至贵之重器，委付凡医，恣其所措。咄嗟呜呼！厥身已毙，神明消灭，变为异物，幽潜重泉，徒为啼泣。痛夫！举世昏迷，莫能觉悟，不惜其命，若是轻生，彼何荣势之云哉？而进不能爱人知人，退不能爱身知己，遇灾值祸，身居厄地，蒙蒙昧昧，惷若游魂。哀乎！趋世之士，驰竞浮华，不固根本，忘躯徇物，危若冰谷，至于是也！"

这是 2000 多年前的中医经典《伤寒论》的序文，由张仲景所写，虽是 2000 多年前的古文，但用来形容我们今天的生活状况却一点也不过时，文字很容易理解，翻译过来的大概意思是：

"你们这些人啊，为什么不能花点时间去思考和研究一下人生的根本呢！如果学会一点医术，这样不但可以解救亲人的一些疾病痛苦，还可以帮助那些饱受疾病困扰的人们，自己也可以健康长寿。可你们却成天在那忙忙碌碌的，净想着如何炒房炒股、结交权贵、吃喝玩乐、追逐名利，直到有一天突然遭遇疾病变故了，失去了健康，这才惊慌不已，茫然不知所措。这实在是一件很悲哀的事！"

通俗说来，学点中医有三个好处：

第一，可以疗君亲之疾。

自己家里人得了一些小毛病，可以自己解决。比如历史上的名医朱丹溪，发愿为母亲治病，而成为一代医宗。近代医家恽铁樵，本是翻译家，因自己儿子患病，凡医治疗不当，反由自己医治而愈，从而走上行医之路。当然现在的医学环境，想完全自学成为医生已不太现实，但这些故事告诉我们，中医是能学会的，至少有一些小毛病是能自己搞定的。

第二，可以保身长全，以养其生。

传统的中医药除了治病之外，更有丰富的养生保健内容，以《黄帝内经》为代表的经典著作，至今依然闪烁着熠熠的光辉。通过学习，改正不良的生活习惯，掌握并践行正确的养生方式，让我们每天的工作生活充满活力，更加的丰富多彩。

第三，可以爱人知人，爱身知己。

毛主席说过："祖国医学是一个伟大的宝库，应当努力发掘，加以提高。"中医学是中国传统文化的一部分，通过学习中医，也许你会深深地喜欢上她，会发现她无处不透露出人和自然相处的一份和谐、一种宁谧自然的美。

谈谈虚不受补

所谓"虚不受补"，用一句话来说，就是身体虚，但是用"补品"又补不进去的一种状态。肿瘤术后、严重的肺炎、严重的脑血管意外等重病久病之后，这种情况是很常见的。常有家属"好心"熬上一锅甲鱼汤、老母鸡汤等补品，但患者吃了却愈发病重。

那么该如何看待这个现象呢？不妨打个比方。大家可还记得汶川地震时的情景？当时大地震之后，好多道路都中断了，到处都是险情。灾难发生的初期，大批的救灾物资、救灾车辆急忙赶赴现场，但全都拥挤在路上，根本进不去，更别提救灾了！

我们的身体大病之后，就好比是一场大的地震，虽然看起来满目疮痍，急需救援，但救助一定要科学有序地进行。因为大病后身体机能是极其虚弱的，消化吸收功能也明显下降，并处处堆积着痰浊、水湿、瘀血等代谢产物，就好比灾区的堰塞湖和随时会倒塌的楼房一样。

如果想当然地把营养品一股脑儿地扔进去，什么人参、冬虫夏草、老母鸡、燕窝、甲鱼等，这些滋补力量很强的食品和药品，超出了人体的吸收能力，不但起不到好的作用，反而会事与愿违，引起其他的问题。

地震发生了，要靠总理来指挥救灾，一切有条不紊地进行。重病后的治疗，则要靠水平高的医生来悉心调治，这样才能慢慢地恢复机能。古人有"不为良相，便为良医""治病如治国"之类的比喻，很恰如其分。

"虚不受补"的含义绝不是不能补，而是不要盲目地滥用补品；也不是补不进，而是选择的食品、药品要有讲究。

那么大病后该如何补虚呢？

此时最好的补品就是粥，大米粥和小米粥，最能滋养胃气，有补脾虚、壮筋骨、和五脏的功效。早在东汉时期的《伤寒论》《金匮要略》等典籍里，就记载了重病之后以"糜粥自治""糜粥自养"等疗法。

另外就是找一个值得信赖的中医去调理，根据你的具体情况量身定制一套治疗方案，既可治病又可补虚，这个可不能偷懒。

最后强调一下，对于大病和大病初愈的患者，我是反对服用甲鱼、老母鸡、虾、羊肉等补品的，大补要等到身体机能慢慢恢复了再逐渐进行。

谈谈中医的忌口

朋友们时常询问，什么能吃，什么不能吃，以及该如何忌口。这虽是常见的问题，但想用几句话来回答，倒也不是那么容易。

确实，有很多不注意饮食而生病的，比如成天喝可乐、啤酒、吃油炸食品，以致血糖、血脂都升高，变成一个大胖子。但也有一些人，也许自己身体的问题并不太严重，但却很爱钻牛角尖，会精细到每一种食品都要问到底能不能吃？这样逐一回答起来可真是累，不禁让人想起了邯郸学步的故事，好疑惑她这几十年究竟是怎么活下来的！

也有一些医生，会武断地和患者说："你，从今以后什么什么都不能吃了！"让患者回家后充满疑惑：我到底能吃什么？每天的营养该如何补充？

为解决大家这一困惑，今天就试着解答一下。

简单说来，在不挑食、不偏食的前提下，做到以下三点就行了：

（不挑食、不偏食，就是饮食尽量丰富多样的意思，不要嗜食或只吃某种食品。还有，这三点一定要结合起来，才是我要阐述的内容，千万不要断章取义。）

第一，喜欢吃的，吃了没有不舒服的，那就吃。

我们观察一下自然界的动物，比如鳄鱼、狮子，基本上都处在一种吃不饱的状态，难得得到一顿食物，不管是什么，都狼吞虎咽地吃下，然后数日之后才能再吃一顿。

我们人类的祖先，在数百万年的岁月中，绝大多数的时间，应该也是这样，难得吃饱一顿。所以，理论上来说，传统的食物里，应该没有什么是不能吃的。人体也会自我反馈，喜欢吃的，吃了没有不舒服的，一般来说就是身体需要的，那么适当摄入应该就是有益的。

第二，不喜欢吃的，吃了不舒服的，那就少吃或不吃。

有一位朋友和我说，小时家贫，难得吃一顿肉，一次邻家婚宴摆了几天宴席，他连续吃了好多鸡肉，结果吃伤了，后来闻到鸡肉味道就想吐，一直到现在都不能吃鸡肉。这个故事说明人体有自我反馈机制，不适合的食品，会给我们一些明示或暗示，关键我们要能领会。

比如有人一喝牛奶就拉肚子，那就有可能对牛奶过敏，以后就尽量少喝牛奶。有人一着凉，或者吃了冷食，就要腹泻，这应该属寒凉体质，那以后就要尽量少吃寒凉食物，水果也要少吃。有人一吃火锅等辛辣食品，就发口腔溃疡，那么这类人群辛辣食品就要

中医随笔

少吃。

第三，观察一下自己的健康状况，少吃不适合的食品。

如果去过峨眉山，一定会对当地的猴子印象深刻，个个胖得肚子溜圆，竟然有很多猴子得了糖尿病！我们可不能像猴子那样无节制，要用脑子多观察一下自己的健康状况，多了解一些健康的饮食知识，为自己制定一份科学、健康的食谱。比如长期无节制地喝可乐、吃油炸食品，会引起血糖、血脂的升高，长期吃海鲜、啤酒、火锅会得痛风等，关键是要有节制。

下面简单谈谈几个具体疾病的饮食宜忌：

过敏性疾病：一般来说要控制海鲜（尤其是螃蟹和虾）、羊肉、竹笋、辛辣刺激食品等。如果查出过敏原，那么这个具体的过敏食物也一定要控制。

肥胖、脂肪肝：少吃可乐、油炸食品、肥肉、甜食、巧克力等。

糖尿病：饮食中尽量减少糖分的摄入，不要喝粥。但如果在服用降糖药或者胰岛素治疗时，身边还是要备一些糖果，以备低血糖发生时的急救之用。

甲亢：尽量不要吃海产品，比如螃蟹、虾、海带、紫菜等，而且还要吃无碘盐，这个必须要注意。

痛风及高尿酸血症：不要喝肉汤，少吃火锅、海鲜、啤酒等。

肿瘤：尽量少吃海鲜发物，比如螃蟹、虾、羊肉、竹笋、黄鳝、甲鱼、泥鳅等。手术后的患者，在半年内最好的补养方式是"平补"，而不是"大补"。常见家属好心买来大补的食品，反而吃出问题。推荐适当多喝些稀饭，吃一些平淡的蔬菜和肉食。

失眠：如果晚上睡不着觉，白天精力不振，需要喝咖啡提神的，那么这种方式是不对的。失眠需要尽快找到原因并进行针对性治疗，喝咖啡往往会造成恶性循环。

感冒发热：不能吃生冷、油腻、黏滑的食品，建议吃稀饭等清淡食物。

小孩偏食挑食：家长不能惯着孩子。另外注意饮食规律，少吃零食。比如下午4点给孩子吃了水果、蛋糕、酸奶，那么到了晚饭时间，孩子不饿，吃的也就少了。

问：吃中药期间能吃萝卜吗？

答：可以。其实这主要是针对萝卜的"破气"和人参的"补气"作用而言的。有人认为，萝卜可以减弱或消除人参补气的作用，故二药不能合用，但这个观点过于武断了。其实萝卜"破"的是胃肠道的积气，而人参"补"的是人体的元气，二者"气"的具体含义是不同的。现代人的生活条件、饮食结构和古代已有极大的不同，现代人往往营养过剩，很多人吃了人参会出现胸闷、腹胀、不思饮食等副作用，此时适当吃点萝卜正好可以破解。再说，可以吃又不是让你成天吃，偶尔吃吃有何不可呢！

最后再谈谈素食的问题。吃素已成为很多人的饮食习惯，我身边就有很多朋友吃素十几年了，身体很健康。但我也碰到一些因吃素而使身体出问题的患者，他们大多是过于节俭，每餐基本上就是一二味素菜，长期下来造成营养不良、贫血，这就必须要增加营养了。长期吃素，一定要菜样丰富，这才可以保证营养的供应。此外，有一些素食添加了大量的添加剂，比如素鸡、素鱼、素火腿、各种五花八门的吃起来和肉味一样的，吃起来好吃，但长期吃这样的添加剂，能健康吗？所以我对素食朋友们的一句话建议就是：吃原汁原味的素食，菜样一定要丰富。

美好的一天从这里开始

"你早晨起来做的第一件事儿是什么呀？"

"上厕所！"

还记得好多年前的这个小品，让大家忍俊不禁地笑了。确实，每天早上起床后，如果都能正常地排出大便，一身轻松，不但有利于身心健康，更是一天美好生活的开始。尤其对于有便秘困扰的朋友们，想必一定会赞同我的观点。

由于我们的生活习惯是一日三餐，白天进食后经过肠道一夜的消化，所以晨起后排便是最佳的时间。大便每天 1~2 次肯定是最好的，也有人 2 天 1 次。如果长期超过 2 天才大便 1 次的话，那就是身体出现了一些问题，需要引起足够的重视了。可惜，这个看起来很简单的事情却并非人人都懂。

我想起了 2 名患者，小 Z 和小 W，她们都是 30 岁左右的年轻女性，都是来看痘痘的，脸上此起彼伏的痘痘已有好些年了，让她们很是苦恼。问诊时,自然问一下大便的情况,结果让我诧异,她们都是五六天甚至1周才大便1次!

小Z回忆道,她读中学之后,因为学校路程远,早上起床后急忙穿好衣服就要出门,根本来不及大便,路上有便意,也只能憋着,后来想解的时候反而解不出了,久而久之,她也就习惯了。

小W的情况更为严重,她的排便习惯自幼如此。原来她生长在某乡村,那里厕所的卫生情况很差,差到让人产生畏惧,所以长期以来一直憋着,这些年一直这样,也并不觉得有明显的不适。当我告诉她应该每天都要排便时,她有一种恍然大悟的感觉。

年轻人的便秘主要与长期不良的排便习惯有关,毒素不能尽快地排出,会引起诸多的不适,比如痘痘、口疮、胃胀、肛裂等。如果尽早寻求医生的帮助,借助药物的力量,养成好习惯,是完全可以治愈的。

老年人的便秘情况更为常见,大概十之六七都有排便困难的现象,这主要和肠道水分不足、肠管的张力和蠕动减弱、体力活动明显减少、情绪抑郁等因素有关,治疗起来也较为困难。

保持良好的排便和饮食习惯,适当多喝水,这是治疗便秘的前提。橙汁、牛奶、黑芝麻、核桃肉、蜂蜜等食品有助于便秘的改善。如果夏季吃西瓜时,可以连瓜籽一起吃下,西瓜籽也有助于排便。可以经常按摩腹部,由右下腹到左下腹按顺时针方向按摩。麻仁丸、龙荟丸、舒秘胶囊、大黄苏打片、开塞露等药品,可以在医生指导下酌情选用。如果还是不行,那就要找有经验的医生,通过汤药、针灸等手段来治疗了。

以下收集了一些简便安全的小偏方，可供大家选用。

1. 胡萝卜丝250g，蜂蜜30g，搅拌后食用。

2. 菠菜150g，韭菜150g。将菜洗净切碎，炒至半熟后放各种调料，随意食之。

3. 鲜桑椹50g绞汁，温开水送服。

4. 红薯叶250g，食油少许。将红薯叶洗净，晒干，锅内放食油加热，煸炒红薯叶，炒熟即成，日服2次。

5. 新鲜芦荟叶25g，捣碎，过滤取汁，每日2次。

6. 炒决明子10~15g，蜂蜜20~30mL。决明子捣碎，加水煎10分钟，冲入蜂蜜，每晚服用1次。

7. 萝卜子10~30g，糖适量。萝卜子炒黄，研成细末，用糖开水送服。

8. 老生姜60g，豆豉15g，葱头3根，混合捣融，制成圆饼，放火上烘热，贴于脐孔窝上，脐布固定，冷后再换，一般24小时气通便下。

闲话"西子捧心"

"西子捧心"常被用来形容女子的美貌，但这其实是一种病态的美。她捧的是心吗？直到那一天我看到了她，才终于明白了。

大概是 5 年前吧。这天诊室里走进来一位 20 多岁的年轻女性，她瘦长的身材，飘逸的长发，清秀的五官，看起来很文静，但这一切并没有什么特别之处。真正让我到现在都难以忘记的，是她走进来的样子，是她捧着"心"走进来的！没错，从门外走进来的十几步路，就是捧着自己的"心"慢慢地走进来的！

心怎么可能捧在手里呢？当然不可能！这只是一种感觉，一种一眼看上去就是捧着心的感觉。

"医生啊，我胃疼"，她手捂着心口窝说道，"老毛病了，每年都犯几次，这次疼了 3 天了……"突然，她的话语停顿了下来，略微弯着腰，手捂着心窝，就这样大概过了十几秒钟，"嗝~"终于打出了一个嗝，气顺了过来，才接着说道："胃特别怕冷，一点冷的东西都不能吃，打个嗝才会舒服一些。"

面色淡白、舌质淡红、苔薄白腻、脉沉细，四诊合参，这应该是典型的脾胃虚寒证，我给她开了理中汤和良附丸为底方的汤药，首诊出于谨慎，其中干姜、高良姜各用了 15g，先开具了 2 剂。

2 天后她来复诊，胃疼稍微好了一点，但改善并不大。疗效欠佳的原因，我判断应该是药物剂量偏低，所以第二次处方时，干姜、高良姜都果断用到了 50g。

果然，3 天后复诊时，她的胃已经不疼了，面色也红润了起来。

由于病位极为接近，古代中医在描述病情时，心、胃是常常混淆的，有时写的是心，但仔细分析下来，便可发现其实说的是胃。

比如我们常用的泻心汤，其实治的是胃病。

遥想 2500 年前的一天，屋檐下，一位柔弱的绝色女子倚靠在房门旁，她手捂着心窝，紧蹙着双眉，似有哀愁，也似有思念。是在思念远方的亲人？还是夫君？抑或是她的情郎？

"娘娘，药已熬好，请服用！"侍者端上一碗热气腾腾的汤药。

西施接过这碗药，毫不犹豫地一饮而尽。

药尽，她的表情突然停滞了，站在那里一动不动。莫非这药有什么不对？

过了良久，"嗝~"终于打出了一个嗝！

"爽！"她舒心地笑了。

原来西施只是胃疼，她谁也没想，是我们想多了……

谈谈职场女性的健康特点

今天所谈的职场女性，主要是指在办公室里工作的职业女性，年龄在 25～50 岁，光鲜的"白领丽人"背后，她们的健康状况其实并不乐观，大概十之六七都有以下这些情况：

第一，特别容易疲劳。

主要表现是乏力，白天工作精力不振，需要喝咖啡才能提神，一到冬天就手脚发凉。

造成这个现象的原因是多方面的，大多数人都是在学校里读书长大的，缺乏体力劳动和锻炼，这就造成了体质上的气虚。当今社会的生活节奏快，如果工作量很大，经常加班加点，晚上回家之后再去参加一些活动、追追电视剧、做做家务、带带孩子，那么势必加重气虚。

"虚则百病丛生"，除了容易疲劳外，还常见生病了不容易好，比如咳嗽，往往一咳就一两个月才好，这就是气虚免疫力下降造成的。

再谈谈运动，很多人信奉"生命在于运动"这句话，工作之余经常去健身房锻炼，或者去练瑜伽。而我对于来看诊的患者，如果出现明显乏力等情况，常建议在中药治疗的同时，先尽量多地休息一段时间，暂停运动。等体力慢慢恢复了再循序渐进地锻炼，强度以第2天工作不疲劳为度。

第二，特别容易肝气郁结。

中医理论认为"肝主疏泄"，情绪上的问题都和肝有关，情志以宣发为顺，以拂郁为逆。女性在职场中，将面临工作的压力、受老板的气、同事之间的竞争和复杂关系等问题，有些人回到家里可能还有老公、公婆、孩子等方面不顺心的事情，如果情绪长期受到压抑而得不到有效的宣泄，那么势必会产生一些问题。甲状腺、乳房都是肝经循行的部位，一旦肝气郁结，这些部位就会产生一些病变，这就是今天甲状腺结节、桥本甲状腺炎、乳腺小叶增生等疾病高发的一个重要原因。如果情绪压抑很严重，那么就要警惕抑郁症等问题了。

如果产生肝气郁结，寻求中医治疗肯定是有效的，但更重要的是调节好自己的心情，找到合适的舒缓情绪的方法，千万不要生闷气。

第三，特别容易月经失调。

最常见的是月经延期，往往延迟一二周甚至更长时间才来，月经量很少，二三天就结束了，经常有痛经发作。这主要是血虚造成的，就好比一座水库，一个月水才能蓄满，自然而然地水泻下来，所谓水到渠成。如果血虚了，那么一个月了这个血蓄不满，月经自然会延期，经量也会减少。女性产后调养不当，以及长期熬夜等习惯，是造成血虚的主要原因。中医常用四物汤、阿胶等方药进行治疗。

还有一种月经淋漓不尽的情况，常常十几天了还滴滴答答的，这种情况比较复杂，除了血虚的因素外，很可能是气虚，也有可能和血热、血瘀等有关，需找有经验的医生治疗。

第四，特别容易失眠。

中医强调"天人相应"，通俗说来就是顺应自然规律的作息是养生的；反之，违背自然规律的作息则是伤身的。睡眠质量差，很多都是自己"作"出来的。我们熬夜，除了做工作上的事情外，很多时候都是在追剧、微信聊天、玩游戏等，常常半夜一二点了才睡，时间久了引起内分泌的失调，不失眠才怪呢。当然失眠的原因是复杂的，也有很多时候是气虚、肝郁、血虚等造成的，需尽快找医生治疗。

我碰到过一位很让人羡慕的患者，公司经常派她去周游列国，这个月去英国，下个月去日本，再下个月去法国，在国内更是在不同城市间不停地游走。但她却深受失眠的困扰，"这个倒时差真是个活见鬼的差事！"她不止一次地抱怨道。

第五，特别容易便秘。

大便几天一次才算是正常的呢？我发现，这个问题很多人并不知道正确答案，很多人二三天才大便1次，甚至一周1次的都有。正确的排便，以我们一日三餐的饮食来说，应该是每日1次的，尤以早晨起来排便为最佳时间。很多人早晨起来匆忙穿上衣服就跑去上班了，有便意，但这么一憋就没了，时间一久就形成了习惯性便秘，而且会形成恶性循环，到时候想拉都拉不出来了。

有些人常发痘痘、口腔溃疡，其实都和大便的内毒上攻有关，因此养成良好的通便习惯是很重要的。

美丽是每位女性都在追求的永恒话题，但美丽的前提一定离不开健康的身体。这里总结了职场女性常见的五大类健康问题，希望对大家有所帮助，愿美丽健康永远与您相伴。

产后调养需尽早

妈妈们生儿育女，是一件很幸福的事。但由于生育后调养不当而引起一系列的健康问题，也是很普遍的现象。

产后病，自古以来就是一个值得关注的话题，历史上很多医家都有专门的论述。这些年随着二胎妈妈的增多，产后病的发病率也日益升高。在这些年接诊的患者中，我发现她们普遍存在着这样一些问题：

乏力，白天精力不振，需要喝咖啡才能提神；头晕，下午晕得更加厉害，有时候耳鸣；腰酸背疼；手臂肌肉酸痛；面部色斑增多；脱发及白发增多；记忆力下降；月经不调，经量减少，甚至一二天就结束了。

这些问题的产生是有很多原因的。首先，在城市生活工作，妈妈们普遍体力劳动少，脑力劳动多，缺乏体育锻炼，再加上晚婚、晚育，这就造成体质、精气的下降和不足。而生育，无论是顺产还是剖宫产，对身体机能来说，都是一次大的挑战和损伤，这种损伤造成了气血更加亏虚。气血不足，处理事情的能量就会下降，当然会出现乏力、头晕、耳鸣、记忆力下降、月经减少等不适症状。这种亏虚，对很多人来说，绝不是靠吃点好吃的、吃点营养品就能补上来的，而要由专业人员进行有针对性的调治，才能尽快地好起来。

其次，在产后一两个月的时间里，气血是很亏虚的，由于起居不慎，或者粗心大意，过多地吹风，风邪便会趁虚而入，这就是《黄帝内经》所谓的"虚邪贼风"。这种风邪进入人体后，并不会很容易消散，而是"定居下来"，从而造成头痛、关节酸痛等症。当然，中国传统的"坐月子"，在1个月内紧闭门窗，甚至不去洗澡，这个确实做得太过了，也是我所反对的。我的建议是，空调该开还是要开，洗澡、日常的生活这些都可照常地进行，但一定尽量不要让风吹到自己，比如空调要弄个挡风板或者帘子挡一下，尽量减少去地铁、卖场等公共场所，不要过早地剧烈运动等。

第三，注意不要长时间地抱孩子。由于这个时候全身气血都明显不足，肌肉的持久力下降，而且感觉也会减退。抱孩子10分钟左右，就要换个手臂，或者把孩子放下休息一下，不要很长时间保持一个姿势。很多人的肌肉酸痛会持续数月甚至数年，也不太容易治好。

以上这些问题，如果尽早地治疗，绝大多数都会得到改善。但也有很多人马虎大意，直到四十几岁、五十几岁时的症状严重了，才会想到去医院看病，一问病史，很多就是源于产后和没有及时地调理，当然治疗效果也会很慢。

以下提供一些简便的自疗方法：

如果你的症状是乏力、精力不振、头晕，多以气虚为主，推荐人参须泡茶饮用，也可以适当加点枸杞子、白菊花。

如果耳鸣、腰酸背疼、脱发及白发增多、记忆力下降，多属肾阴不足，可以同时服用六味地黄丸。

如果面部色斑增多、月经量减少，大多以血虚、血瘀为主，可以先吃几周四物汤看看，药店里有四物合剂、四物颗粒等成药可供选择。

总之，产后数月的这段时间，一定要足够地重视。如果出现问题，更要尽早及时地看，因为很多病根都是这时候造成的。

排遣压力小妙招

紧张、焦虑、坐立不安、莫名其妙的烦躁、失眠……我们在工作、生活中或多或少总会遇到一些烦恼，也会产生焦躁情绪，压力山大！那么该如何减压呢？我总结出了几条简便有效的方法。

第一，找一个安静整洁的地方，放下手机，坐下来，做几次深呼吸。

一定要用鼻子呼吸。如果因鼻炎等原因造成鼻塞不通气，建议及早治疗，尽量让自己的呼吸匀细深长。吸气的时候，别去管它，而呼气的时候则慢慢地呼出。需要注意的是，不要刻意地去憋气，以呼吸顺畅没有明显的不适感为度。有意无意地，可以想想自己的丹田，就是小腹正中、肚脐眼下方三寸的地方。不需要特意地去想，只需把念头若有若无地往这里想想即可。每次呼气的时候，默数一个数，从1数到21，就这样先做一次，你会觉得心情较之前平静了很多。

第二，拿出纸笔，把自己脑子里那些放不下的事情，一条条地记下来。

一条条地分析，这件事究竟有没有那么重要？我该去如何解决？比如，写下来之后，发现这些天让自己烦恼的、挥之不去的，其实是三件事：

1. 同事在背后说我坏话

你可以拟出解决方案，比如先回忆一下自己这段时间是否在言行上有不当的地方，然后哪天请同事们一起吃个饭，找谈得来的朋友聊一聊等，相信误会完全可以妥善地解决的。

2. 孩子在学校会不会被人欺负

有些妈妈们往往想得太多，其实很多事情是根本不会发生的。如果实在放不下，那么可以找机会和孩子谈谈心，去学校看看孩子的状况，去和老师聊聊等。

3. 钱不够花

这个不好办，先合理安排一下家庭的开销，然后想办法多挣钱吧……

事情已经发生了，过于紧张焦虑，只会让事情变得更坏，只有静下心来，认真面对思考。这样逐一写下来，你会发现，原先让自己焦虑的问题，有很多已经解决了，或者找到了解决的办法。

第三，脸皮要厚。

很多问题，是自己太在乎了，过于在意别人对自己的看法。其实这个世界上根本没有几个人会在乎你，所有人最关心的其实都是他自己。

第四，好好睡觉。

到了该睡觉的时候，就好好地睡觉。经过前面这几个步骤，以前让自己睡不着觉的事情，前面都已经写下来了，能解决的都解决了，还没解决的已找到了解决办法，再想没有意义。所以，安心睡觉，明天一定会更好。

第五，如果还是很焦虑，需尽早求助医生，中医药是有很好疗效的。

"姨妈痛"的止痛小妙招

"姨妈痛"，是很多女生都经历过的苦恼，严重的会疼得满地打滚、出冷汗、脸色煞白，甚至会持续一天至数天。这时，有哪些可以快速止痛或者缓解疼痛的方法，想必是大家都想了解的。所以今天就向大家介绍一些简便易行的止痛小妙招，痛的时候不妨一试。

先了解一下为什么会痛？最主要的原因就一个字：寒！

寒主收引，寒性凝滞，气血凝滞，以致"不通则痛"。寒凝的原因，一般和长期外感风寒（比如穿衣过于外露、经常游泳等）和饮食不当（冰激凌、凉菜、冰饮料、水果等），以及自身体质虚寒等有关。所以平时生活中的这些细节就要注意起来了，至少在痛的时候绝对不要再受寒。

当然痛的原因还有血虚、气滞、血瘀、痰湿等可能，但十有八九是离不开寒的。痛的时候怎么办？

1. 喝热水

虽然作用可能并不大，但是对缓解疼痛还是有一定帮助的。插播一则笑话：

女生：我感冒了。男生：喝点热水就好了。

女生：我胃疼了。男生：喝点热水就好了。

女生：我来事了。男生：喝点热水就好了。

女生：我们分手吧。男生：我会难过……

女生：你喝点热水就好了。

所以，多了解一些妙招，并非只对女生有用，对男生也很有帮助。如果只让她喝热水，后果可是挺可怕的哦。

2. 热水袋

简单又实用，不多说。

3. 红糖生姜水

取生姜和红糖一起煮水喝，也可以放几个红枣。主要起作用的是生姜，因为它有温经散寒的功效，所以用量要大一些，需20g以上。而红糖除了口感更佳之外，还有很丰富的营养成分，以及益气补血、健脾暖胃、活血通瘀等功效，这都是普通的白糖、冰糖所不能比拟的。对于有血虚，以及产后调养不当的气血两亏者，实在是不二的补品了。

4. 按压穴位

首推血海穴，每次用大拇指双侧交替重按10分钟，有很好的止痛作用。曾治数例患者，来诊时是捂着肚子弯着腰进来的，针刺血海穴后，即可立竿见影地止痛，足见此穴功效之佳。此外，三阴交、足三里等穴亦可按压，也有一定的止痛作用。

5. 艾灸

艾灸疗法作为传统有效的治疗方法，深受大家的喜爱。姨妈痛时，可以艾灸关元、气海这两个主穴，或者就艾灸小腹部，都是可以的。需提前备好艾条，如果一个人不方便操作，那就再备一个艾灸盒。每次20分钟左右，注意房间通风。

6. 葱白外用

去菜场买几根大葱，用葱白切成几段，然后放锅里炒热，趁热放入纱布袋里，或者用毛巾包裹好，直接在下腹部熨烫，可起到散寒止痛的功效。

7. 小茴香煮水

小茴香，也叫大料，既是我们日常饮食的佐料，也是一味常用的中药，具有温经散寒理气的作用，常被用来治疗痛经。姨妈痛时，可取3~5枚，直接煮水喝，当然加入红糖口感更佳。

8. 山楂木耳鸡肉煲

取山楂30g，木耳15g，鸡肉50g。加调料适量，煮至肉熟，喝汤吃木耳、鸡肉，每日1次。这是一则民间验方，山楂、木耳具有活血调经的功效，鸡肉甘温益气，推荐作为"姨妈痛"缓解期的日常食疗。

9. 益母草

益母草具有活血调经的功效，对于瘀血停滞的痛经效果更佳。建议直接用成品益母草冲剂，在月经前一天开始饮用。

"姨妈痛"，也分原发性和继发性的。如果疼痛频发又厉害，用尽办法也不好，就要尽快去医院检查一下，排除继发性的因素。

牙疼止痛小妙招

"牙疼不是病，疼起来更要命！"

相信有过牙齿疼痛的朋友一定是深有体会的。

牙疼其实是一种病，可见于龋齿、急性牙髓炎、急性牙周炎等。如果经常疼痛的话，应尽快去医院看口腔科，找到原因，并采取恰当的方式治疗。但是在疼痛急性发作的时候，在找到口腔科医生之前，有哪些可以缓解牙疼的方法呢？我总结了一些简单易行的小妙招，希望对大家有所帮助。

1. 温盐水漱口

温水中放入少量食盐，漱口，最好在口中含一会儿再吐出，止痛的同时还可以杀菌，对于急性炎性疼痛有一定的缓解作用。注意水温不宜过凉，也不宜过热，以20℃左右为宜。

2. 咬

（1）咬片橙子：切1片橙子贴在或咬在牙痛处，可以缓解疼痛。需要提醒的是，刚从冰箱里拿出来的橙子不可咬，太凉会使牙齿遇冷而变得更加敏感，放至室温时再咬。

（2）咬片生姜：切1小片生姜片，咬在疼痛处，维持10~20分钟，可以多次使用，睡觉时也可以含在口中。

（3）咬个茶叶包：绿茶或红茶中含有的单宁酸，有助于消肿止痛。先将袋泡茶沸水冲泡，待自然冷却后，将茶袋取出，咬在牙疼部位即可。

（4）咬片大蒜：取大蒜1个，去皮，锅里干炒几下煨热，趁热切片，咬在疼痛处。如为龋齿病，可先将龋洞里的脏东西剔除后，再塞入适当大小的蒜块。

（5）咬棉球：用干棉球浸牛奶，放疼痛之处，轻轻衔住（古书中写的是人乳汁，有条件的可以试试）。

（6）咬云南白药：取一点云南白药，加开水调成糊泥状，用筷子或牙签将其涂抹于牙痛处，几分钟后疼痛可消失。

（7）咬中成药：清热解毒功效的中成药，比如冬凌草片、金荞麦片、百蕊片等，取1片含在疼痛牙齿的一侧，置于牙齿外侧，尽量不要移动，大概1个小时会自然化掉，每日可酌情含用数片。此法尤适于夜间疼痛无法睡觉者。

3. 中药煎水漱口

经常牙疼者，可以事先买一些中药，在发作时煮水含漱。以下这些方药可供参考。

（1）花椒30g，陈醋50g。加水烧煮后漱口。

（2）细辛3g，川椒10g，升麻10g。加水煎汤，放温，含漱，每天3~5次。

（3）白蒺藜30g，研细末装瓶备用。每次取少许放齿痛处含之，每天含3~5次。此法既可止痛，又可固齿，对牙齿松动者更适宜。

（4）芭蕉自然汁1碗，煎熟含漱。适用于虫蛀牙痛。

（5）大黄，研细末，擦牙或吞服。适用于牙齿肿痛。

（6）茄子花，秋天阴干，用时研细，涂患处即止。

（7）萝卜籽14粒，生研，与人乳混合。右痛滴左鼻，左痛滴右鼻。

（8）花椒1~2粒，放龋齿洞上，用力咬住。

（9）白头翁30g，水煎服。适用于龋齿疼痛。

（10）扁蓄150g，水煎服。适用于龋齿疼痛。

（11）陈皮，或晒干的橘子皮也可，用时研极细末，用棉纸卷成香烟状，点燃一端后当烟吸数口。此法来源不详，本人小时候牙疼就用此法立即见效。

此外，按压合谷穴等疗法也有一定的止痛作用，位于拇指和食指骨的交界处，用力按压即可。

快速入睡小妙招

失眠的痛苦，想必大家都体验过吧！

那种无论是数绵羊还是数星星，那种拼命想睡却还是翻来覆去睡不着，精疲力竭了，可明天还要去上班，有繁重的工作等着去做。这种情况该怎么办？

如果在一个没有医生，也没有药物的环境下，比如在旅馆、在国外、在家里没有药物或者这些药吃了完全没有效果的情况下，该怎么办？有没有可以快速入睡的办法呢？想必大家都想知道。

下面就和大家探讨一下有哪些可以快速入睡的方法。

首先要说一些必须要说的话：

晚上 10 点左右上床，保持房间和床铺的舒适、安静。可以先洗一个热水澡，喝一杯热牛奶。尽量放松，工作和家里的事情都先放下，不要去想。避免做兴奋性的事情，比如看兴奋、恐怖的影视剧。避免大量进食和饮水，以免胃肠不适和频繁起夜。不要喝咖啡和浓茶，这样你睡不着实在是活该。

如果不存在上述这些情况，那么以下这些方法可供选择：

1. 泡脚和按压穴位

泡脚时，配合按压三阴交、涌泉等穴位，睡前按压有助于睡眠的耳穴。

2. 睡前喝 1 勺醋

中医认为酸甘化阴，即食入酸甜的食物可以转化为阴气，从而有效促进睡眠。醋正好为酸味物质，多摄入食醋可稳定情绪，改善睡眠。

3. 闻洋葱

取洋葱头适量捣成糊状，瓶装密封备用，每晚临睡前，打开瓶盖，吸其气味。一般经过 15 分钟入睡。

4. 黄花菜拌冰糖

取黄花菜 30g，冰糖 24g，将黄花菜洗净，加水煮熟，入冰糖调匀，临睡前服用。

5. 百合、鸡蛋煮水

取百合20g，生鸡蛋1枚，将二者一起煮水，临睡前服用。

6. 酸枣仁、五味子、琥珀粉、灵芝等

这些药品都有很好的安神功效，如果长期饱受失眠困扰者，不妨提前去医院配上述药品中的一种或几种，作为备急之用。

以上是本人总结出来的几种简便易行的自疗方法，希望能对大家有所帮助。但失眠毕竟是一种疑难病，且病情极易反复，治疗起来绝非易事，故病情严重者需尽早寻求医生的帮助。

浅谈慢性尿路感染的中医治疗

尿路感染是一种常见的疾病，如果发病需尽快治好，否则一旦迁延日久变为慢性，治疗起来颇为棘手。尤其在中老年女性患者里，该病的发病率是很高的。这其中的原因，主要和抗生素的滥用、细菌的变异与耐药、治疗的不及时或不到位等原因有关。

先谈谈急性尿路感染：

急性尿路感染的典型表现是尿频、尿急、尿痛、排尿不畅、腰酸甚至发热等症状，通过小便化验可明确诊断，白细胞（＋）～（＋＋＋＋）甚至更多，有时也会有隐血。西医是应用抗生素治疗，一般来说用药恰当、治疗及时，是可以很快治愈的。

中医认为本病的发生主要是感受湿热之邪引起，治疗上主要以清热利湿为主，八正散、小蓟饮子、六一散、萆薢渗湿汤等都是治疗该病的名方。

但是，很多时候往往事与愿违。由于种种原因，尿路感染迁延不愈变成慢性，这就比较难治了。有的患者常年化验都是细菌尿，也有的一年里反复发病多次。更有严重者，反复发病多年，细菌几乎对所有能用的抗生素都耐药，西医已几乎无药可用！但尿路刺激症状却严重影响了患者的生活质量。

我这些年陆续治疗过多例慢性尿感患者，绝大多数都能取得良好的疗效。总结一下，发现其发病规律，除感受湿热不洁之邪外，过于劳累也是重要的发病因素，比如有些女白领频繁出差工作劳累就会发病。所以，注意休息是很必要的。

治疗上，本病之所以难以治愈，主要是其病变的转归有二：

一是要及时温补肾气。

因患者本身的原因，以及后期疾病的消耗，必然造成肾气的亏虚。因此，补益肾气、扶正抗邪是很必要的。

二是要注意身心同治。

有些患者常有排尿感，以及尿路不适症状，严重者一夜十几次，已严重影响睡眠。去化验，尿里却不一定有细菌。因此，除了治身之外，对心的治疗也要同时进行。

此外，也要注意排除其他因素引起的细菌尿，比如妇科问题、前列腺问题等。

现举一典型病例如下：

李阿姨，65岁。

尿路感染反复发作已有10年，最近2年一直有细菌尿，尿白细胞常在（＋）～（＋＋＋），隐血（＋）。小便次数多，白天怕来不及上厕所而不敢出远门，夜间小便频繁多达10次，几乎无法安睡。查细菌耐药实验，几乎所有抗生素都耐药。之前也陆续吃过几年中药，治则多是清热利湿，效果并不明显。

她看起来精神萎靡不振，舌质红，苔薄白腻，脉寸关滑尺沉。治以温补肾气兼清湿热。

炮附子9g，灵磁石30g，黄芪15g，知母9g，黄柏15g，白茅根15g，鸡内金15g，侧柏叶炭30g，茯苓15g，泽泻15g，车前草30g，藿香9g，山萸肉15g，金樱子30g，芡实15g，莲须9g。

服药2周，夜尿已减少到不超过5次，睡眠有改善，精神状态明显好转，尿白细胞减少到（＋）。后以此方加减，共调治6个月余，患者尿白细胞基本保持阴性，小便次数明显减少，睡眠及生活质量明显改善。与之前相比，判若两人。

开方子与踢足球

作为一枚中医小匠，开方子给人治病是我的职业，方子开得对不对、好不好，这里面蕴含着很深的学问，并直接影响着治病的疗效。中医学几千年的薪火传承，有许多经典名方至今仍然熠熠生辉，"方剂学"更是各中医药大学里的必修课。

言归正传，开方子和踢足球，看起来风马牛不相及，两者究竟有没有关系呢？我说，太有关系了！开方子的道理，就是踢足球的道理！

医生就好比是主教练，一味味的中药，就好比一个个球员，疾病好比是球门，如何把药物调配组成一个最佳的阵容，来攻破疾病的大门，就是对医生这个主教练能力的考验！

比如我们熟悉的一张方剂——麻黄汤，由麻黄、桂枝、杏仁、甘草四味药组成，用于治疗风寒感冒，主要表现为恶寒、发热、无汗、头身痛等症。前锋，麻黄当仁不让，用于散寒解表、宣肺平喘。中场，桂枝人尽其才，既助麻黄解表，又可调和营卫，与麻黄配伍，是辛温发汗的常用组合。后卫，杏仁闪亮登场，用于降利肺气，并防止麻黄宣发太过，"麻黄，你放心吧，后面有我，前场任你飞！"

守门员，非甘草莫属，可调和诸药，使汗出不致过猛而耗伤正气。有它把守大门，可保万无一失。这四味药组成梦幻阵容，使得表寒得散，营卫得通，肺气得宣，诸症可愈。

中医学用于解释方剂的结构，最常用的理论是君臣佐使，但这个理论的真正定型其实是在现代，通过每版高等院校方剂学教材影响了几代中医师。实际上，君臣佐使的理论在古代是不完善的，各家的说法也不一样。古往今来，绝大多数的临床中医师也并不是靠这个理论来处方开药的。它在解释很多方剂时，弊端显露无疑。比如，很多小方根本构不成君臣佐使的结构关系；又如，古代"君"只能有一个，但在很多方剂里，比如黄连解毒汤是靠很多的"君"来一起增效的，再用这个理论强解，就实在是牵强附会了。

今天我脑洞大开，提出的这个足球理论，虽非正统，但希望读后，能对大家处方开药，以及对中医的认识，有一定的借鉴。

前锋，在方剂中是针对主病或主证起主要治疗作用的药物，占主导作用，是必不可少的。至少有一个，但疾病复杂时，也可以有两个、三个甚至更多。就好比对方铁桶阵防守，只有一个前锋显然力不从心，这时主教练换上更多的前锋，并下达指令：全盘压上！终于攻破球门得分。

中场，是方剂中的枢纽，承上启下，可以加强前锋的破门效果，同时也可以治疗兼病和兼证，以解决次要矛盾。

后卫，在一些小方之中的作用可能并不突出，但越是复杂的疾病，其作用越是不可或缺。其意义主要有三点：一是加强前锋、中场的破门作用，好比中后卫、边后卫插上助攻，常可收到奇效。二是起佐制作用，减轻或消除前锋、中场的毒副作用，防止它们过分压上而致后防空虚，引起其他一些问题。三是起到相反相成的功效，药性一般和前锋、中场相反，这样配伍治疗的效果会更佳。

守门员，有可能全场比赛最不需要的是他，但最离不开的也一定是他。甘草，堪称几千年来中医最金牌的门将，作为全队的门户，它在方剂中可以起到减弱药物毒性并调和药性等方面的作用。

再举经典名方补中益气汤为例，该方用于治疗气虚下陷引起的乏力、少气懒言、饮食减少、大便稀溏、脱肛等症，全方由黄芪、人参、白术、升麻、柴胡、陈皮、当归、甘草组成。这是一个双前锋阵容，由黄芪和人参搭档，益气扶正。中场，由白术、升麻、柴胡构成三驾马车，健脾升提，为前锋源源不断地输送炮弹。中后卫陈皮，理气和胃，防止补益太过而造成腹胀痞满。边后卫当归，养血和营，以保证气血的调畅。甘草把守大门，调和诸药并减弱副作用，确保万无一失。可见，补中益气汤，堪称一支梦幻的足球队！

再引申一下，进球是需要时间的，有时89分钟都不进球，但只要坚持进取，也许进球就在第90分钟。看病也是同样道理，由于疾病的复杂，往往很难短期就见疗效，但只要医患同心，共同努力，相信我们一定会战胜疾病，取得良效！

第三篇

闲话养生

医生，我能喝咖啡吗

常有患者向我询问这个问题，想要简单地回答还真不容易，所以今天特意写了这篇文章来阐述一下我的观点，希望能对我的患者和朋友们有所帮助。

一句话，大多数人偶尔喝喝是可以的。什么是偶尔喝喝？大概一个月喝个二三次吧。好友相聚，点一杯香醇浓郁的咖啡品尝，也不失为人生一大乐趣。当然，前提是你喝了咖啡没有明显的不适感。所以，看到我喝咖啡的朋友们也不要觉得奇怪，我是长期喝茶加上偶尔喝喝咖啡，不知道这算不算是中西医结合。

上面这个答案，大家可能觉得还不过瘾，因为我们的思维里往往有一种"非此即彼"的定式，喝咖啡，要么一点也不碰，要么就是当补品天天都要喝，只能二选一。其实，偶尔喝喝这种中间状态才是一个不错的选择。

我们也常常被一些公众号洗脑，比如最近就有公众号写道"常喝咖啡可以预防老年痴呆""常喝咖啡可以补肾"等。我们不妨先做个游戏，把这些文章里面的"咖啡"，全都替换成"大米"，那就变成了"吃大米饭可以预防老年痴呆""大米可以补肾"了！而且道理也一样讲得通。很多文章都是想当然，根本就经不起推敲，大家阅读的时候要注意。

其实咖啡并没有明显的补肾功效，说它补肾，只是联想到咖啡豆长得像肾脏而已，想当年那个把绿豆价格忽悠到天花板的家伙也是这么说的。说它能预防老年痴呆，可是风烛残年、百病缠身的老年人又有几个能承受得起咖啡的兴奋作用呢？

咖啡最主要的成分是咖啡因，味苦，可兴奋心脏和大脑。从中医角度看，它的主要功效应该是助心火的，主要起到兴奋提神的作用。因此，那些本来就心火亢盛的人群是不适合喝的。

在此还是要再强调一下，我并不反对喝咖啡。但咖啡只是一种饮料，反对的是把它当作补品来天天喝，甚至体质不适合的时候也这样天天喝。

有以下情况的，是不适合的，宜尽量少喝甚至不喝：

1. 白天工作无精打采，需要靠喝咖啡来提神的

这在白领和脑力工作者中非常普遍。我们身体健康的情况下，即使不喝咖啡，白天也一样精力充沛。为什么精力不振、想睡觉，这本身就提醒你身体有问题了。是否因工作过于劳累而体力透支？是否晚上睡得太晚？是否气虚了？需要找医生看一下，以解决根本的问题。好比一匹马已经跑了很久，它很累，这时候最需要的是休息，而不是继续给它喝兴奋剂而让它接着跑。短期内靠咖啡提神还行，长期下去恐怕会出问题。

2. 经常心慌、心动过速的

这类人群往往过于敏感，容易紧张激动，体质大多偏于阴虚火旺，宜服用养阴清心安神的药物及食物，而咖啡的性能正好与之相反。有很多人一喝咖啡就会心动过速，甚至心脏出现早搏，是不宜饮用的。

3. 失眠

分两种情况，一种是一喝咖啡就睡不着觉的，说明对咖啡极为敏感，那就不要喝了；另一种是长期失眠的患者，晚上睡不好觉，白天精力不振，喝了咖啡才能提神，这种情况也是不宜喝咖啡的，需要尽快找医生把失眠看好才是治本之策，否则一直这样恶性循环下去会引起内分泌失调，以后更加难治。

4. 感冒、呼吸道感染、胃肠炎等急性疾病的时候

这类疾病忌生冷、油腻、黏滑饮食，吃米粥等清淡的饮食才是正确的调养方式，而咖啡黏滑助火，显然是不适宜的。

5. 一些特殊的疾病

糖尿病，因咖啡含有脂肪、蛋白质、糖类，饮用后会升高血糖，故不宜。

甲亢，大多存在阴虚火旺的状态，容易紧张激动，心动过速，故不宜。

冠心病，患者安装起搏器或者安装冠脉支架者，这时心脏脆弱又敏感，不宜接受咖啡的兴奋刺激。更年期妇女，如有情绪激动、烘热汗出、精神恍惚、坐卧不安等情况，不宜饮用。

大手术后的数月内，因身体的元气受损，气血阴阳失衡，需修养一段时间才可以。

恶性肿瘤，因咖啡有助火升发之性，会刺激肿瘤生长，故不宜。

怀孕及备孕状态，建议谨慎饮用。

过敏体质者，如果对多种食物过敏，那就不建议饮用。

喝了咖啡不舒服的人，如出现恶心、心烦等不适，觉得不舒服，这说明身体排斥这个食物，那就不要喝了。

欧美人的体质和中国人是有明显差异的。比如某个西药，外国人吃2片都没事，中国人吃半片，心脏就会出现明显的抑制现象。咖啡也是这样，其实并不适宜中国大多数的老年人饮用。我们中医讲究辨证论治，说的简单点就是动脑子想想，任何药物都有适应证的，对一些人合适，对另一些人可能会适得其反。

医生，我适合喝哪种茶

今天和大家聊聊怎么喝茶。我是整天茶杯不离手的，喝了二十几年茶，要说茶道，我并不在行，家里买了几把紫砂壶，觉得用起来太麻烦，没用几次就放在一边了，后来还是用茶杯泡茶喝。今天聊的主题是从中医角度看选择哪种茶比较合适，这是很多朋友都想知道的。

一句话，口感最重要。茶叶首先是饮品，如果这种茶自己喜欢喝，喝了之后觉得很舒服，没有什么不适的感觉，那就是适合自己的。药、食都有四气五味，我们身体如果对某类物质缺乏，天然会喜欢和接受它，反之则会排斥。因此，是否喜欢很重要。如果简单点说，有这一条就够了。但是我们人体构造是复杂的，每个人都有自己的体质特点，因此针对不同体质来说，选择哪种茶还是很有讲究的。

第一，绿茶偏于寒凉，有一定的清心除烦功效。因此，对于体质偏于阴虚的人群，是很好的选择。典型的阴虚体质特点是怕热、容易出汗、口干口渴、心烦易怒等。常用的绿茶主要有龙井、毛峰、毛尖、猴魁、碧螺春、六安瓜片、安吉白茶等。

第二，红茶偏于温性，有一定的温中养胃功效。因此，对于阳虚体质的人群是很好的选择。典型的阳虚体质最显著的特点是怕冷、手脚冰凉。中国主要的红茶有正山小种、祁门红茶、金骏眉等。

第三，普洱茶没有明显的寒热偏性，有一定的助消化功效，尤适宜于消化不良的人群。现代人饮食往往偏于油腻，因此餐后喝上几杯普洱，可以"刮刮油脂"。想要减肥，也可以把它作为首选的饮品。如果经常腹胀、嗳气，那么陈皮普洱、佛手普洱是最佳的选择。

第四，白茶属于自然发酵类茶，主要产于福建的福鼎等地，有白毫银针、白牡丹、贡眉、寿眉等品种。白茶性偏凉，但较绿茶为弱，并有一定的降脂护肝作用，适合于阴虚体质饮用。

第五，乌龙茶系也没有明显的寒热偏性，口感清香，富含多种氨基酸、维生素等营养成分，所有人群都可以饮用。乌龙茶主要有铁观音、大红袍、凤凰单枞、武夷岩茶等。我们最常喝的铁观音和大红袍，口感和冲泡方法又有很大的区别，大家选择喜欢喝的即可。

第六，苦丁茶。这种茶味苦性寒，有一定的降压、降脂、降糖功效，但是它也有很大的副作用，那就是太寒了，饮用时间长了胃受不了。我就遇到过长期喝苦丁茶的，成天泡着喝，2 年左右就出现明显怕冷的症状，尤其是胃，不能吃冷食，稍微受凉就胃疼。所以，这种茶不建议长期饮用。

从季节角度来说，夏天天气炎热，绿茶、白茶是比较合适的。冬季天气寒冷，红茶是不错的选择。而普洱茶、铁观音、大红袍，一年四季都可以饮用。

有些茶叶会有兴奋性，喝了之后晚上睡不着觉，在各种茶中都有，具体情况因人而异。如果出现这种情况，那么可以仅在上午饮用。如果还不行的话，那就说明体质对这种茶过于敏感，建议换一种茶叶。

我主张几种茶叶交替着喝，比如这几个月喝喝绿茶，下几个月喝喝大红袍。也可以上午喝白茶，下午喝普洱，晚上喝铁观音。当然，前提是你喜欢喝、喝过没有明显不适。不主张长期喝一种茶，因为长期饮用的话，会喝腻的，产生排斥反应。本来很喜欢的茶，有的人连喝了几年，后来闻到味道就会反胃。茶叶泡好后最好即刻饮用，最长不要超过 8 小时，泡久了会产生对人体健康不利的物质，这和我们不要吃隔夜菜的道理是一样的，所以一定不要喝隔夜茶。

我们中医很多药方都是泡茶喝的，比如五苓散、四逆散，就是把一些中药锉成末，沸水冲泡。有关中药药茶，有机会再向大家介绍。

中医养生十句箴言

今天从诸多中医名言名句中，摘录出十句经典的养生箴言，都是读起来朗朗上口的语句，相信对大家会有所帮助，更能从中体会到中医文化之美。

1. 不治已病治未病，不治已乱治未乱。（《素问·四气调神大论》）

后面几句是"夫病已成而后药之，乱已成而后治之，譬犹渴而穿井，斗而铸锥，不亦晚乎"，提示了养生及尽早治病的重要意义。

2. 法于阴阳，和于术数，食饮有节，起居有常，不妄作劳，故能形与神俱，而尽终其天年，度百岁乃去。（《素问·上古天真论》）

3. 正气存内，邪不可干。（《素问·刺法论》）

4. 虚邪贼风，避之有时；恬惔虚无，真气从之；精神内守，病安从来？（《素问·上古天真论》）

5. 志闲而少欲，心安而不惧，形劳而不倦。（《素问·上古天真论》）

6. 嗜欲不能劳其目，淫邪不能惑其心。（《素问·上古天真论》）

7. 故智者之养生也，必顺四时而适寒暑，和喜怒而安居处，节阴阳而调刚柔。如是则僻邪不至，长生久视。（《灵枢·本神》）

8. 养性之道，常欲小劳，但莫大疲及强所不能堪耳。且流水不腐，户枢不蠹，以其运动故也。（《千金要方》）

9. 气血冲和，万病不生。一有怫郁，诸病生焉。（《丹溪治法

心要》)

佛郁，一是指气血的不调和，二是指心情的抑郁。故平时应尽量保持心情的愉悦。

10. 爱憎不栖于情，忧喜不留于意，泊然无感而体气和平。
(《养生论》)

春天是一个给予的季节

春天到了，草木发绿，万物复苏，一片盎然生机，人们也抓住这美好时光，纷纷踏青游玩。常有患者询问春季养生防病，中医有哪些好的方法和建议？中医养生防病，有很多宝贵的经验和方法，我以前也介绍过一些，这些暂且不提。今天主要和大家聊一个我们平时不太注意，而别的医生可能也不太讲到的话题。

《素问·四气调神大论》写道："春三月，此谓发陈……生而勿杀，予而勿夺，赏而勿罚，此春气之应，养生之道也。"

这句话的意思，是说春天是万物生长的季节，对自然界，草木刚刚发芽，动物正在孕育自己的后代，此时千万不要滥行杀伐，而要多去护生放生；待人接物上，要尽量地多施与，少敛夺；对下属和子女，要多奖励，少惩罚。这才是适应春季的时令，保养生发之气的方法。

中医治病和养生都强调天人相应，把我们的起居、饮食、睡眠、行为、心理等方面，都调节到和自然界的规律相符合，达到一种人与大自然和谐相处的状态，从而健康少病，这就是天人合一。这些古老的养生理论凝聚了我们祖先几千年的智慧，是非常科学的。仔细观察后不难发现，很多疾病的形成都和违背自然界的规律有关。

比如睡眠，亿万年进化的生物钟告诉我们，到时间就要睡觉了。我们留心观察一下，那些心悸、早搏、中风、猝死，很多都发生在那些长期熬夜的人身上，而且后来他们患失眠病的概率是极高的，到时候想睡都睡不着了。当我们身处一个安静舒适的环境里，也会觉得身心愉悦舒适；反之，当我们置身于一个噪杂肮脏的环境里，也会觉得身心不适，烦躁不安。大自然的规律就是这么简单，你给予她什么，她就会反馈给你什么！

所以说春天不是杀戮的季节，你在杀戮动物的时候，同时也在杀戮自己的生机。春天应该是一个给予的季节，在这个季节里尽量地播种给予吧，相信大自然也一定会馈赠你意想不到的收获。

春季养生首重调好我们的三个"肝"

春节假期就这样意犹未尽地结束了，大家又投入到了紧张而又充实的工作中去。春节过后就是春天了，一年之计在于春，在事业上，是我们这一年新的开始，要有一个好的开端和布局。而对于养生和健康来说，也是如此。

年初为自己制定良好的饮食习惯、作息规律、工作计划，这就为健康打下了坚实的第一道基础。除此之外，春季养生有它自身的特点，《黄帝内经》有云："春三月，此谓发陈，天地俱生，万物以荣。"春天这个草木俱生、欣欣向荣的时节，中医理论所对应的脏腑是肝，因此春季养生的首重之重便是调肝。

我们常说某个人，最近肯定遇到不顺心的事儿了，整天闷闷不乐的，她一定是肝气郁结了！又说某人，脾气特别大，一点就着，他肯定肝火旺！可见，中医文化早已深入大众，人们在不知不觉之中都在应用。但如果深入研究下去，就会发现学问是很深奥的，比如中医的"肝"跟我们通常所认识的解剖上的肝脏还是有些区别的。一般来说，中医的"肝"有三方面的含义。

第一，解剖部位上的肝脏。

中医理论的"肝"，在解剖上就是现在的肝脏，这一点毋庸置疑。几千年前的古人就认识到肝是藏血的，全身很多的血液平时都储存在肝脏里，在需要的时候再播散出去，和现代生理学的观点不谋而合。

现代人的饮食结构和以前已经有很大的区别了，由于营养过剩，很多人都有高血脂、脂肪肝等疾病，所以如果有这类疾病的话，以及为了健康养生，最好少吃油腻食物及饮酒。肝有藏血的功能，由于各种原因的损耗尤其是熬夜等坏习惯，很多人会造成肝血不足，出现头晕、耳鸣、月经稀少等症，可酌情选用中医四物汤等方剂加以调养。

第二，经络上的肝经。

这是一条很长的经络，从足部一直循行到头面部，左右各一。如果所患疾病是在这条经络的循行部位上，或者发生在身体两侧的疾病，大多和这条经络有关，治疗上从疏导这条经络入手，往往会有奇效。

先要反驳一个很搞笑、很荒诞的所谓的养生方法，不知是谁发明的，就是有事没事便拿个小锤子去敲打这条经络及其上面的穴位，认为这样就是养生了，以至于很疼了，青一块紫一块了，还不停地敲。这根本就不是养生，这其实是在故意自我伤害呀！

真正经络养生的含义，是认识经络循行部位上易患的疾病，并采取相应的治疗与预防。比如甲状腺疾病、乳房疾病、带状疱疹、偏头痛、月经失调等，都可以通过疏导肝经的方式来治疗。

第三，情志上的肝。

肝主疏泄。春天万物生发，此时调节好自己的情志，每天保持一个好心情尤为重要，但这个季节也是抑郁症等情志病的高发时节。由于种种原因，有些人出现了莫名其妙的焦虑、紧张、失眠、易怒、难以抑制地必须要找人说话等表现，这是很可怕的情况，需要引起高度重视。

调节情志的方法很多，比如找朋友聊天倾诉、听听喜悦的音乐、旅游、打打游戏等，也可以酌情食用百合、佛手等食材，尽量让情绪得到宣泄，千万不要生闷气。如果上述做法还不能使你心情愉悦的话，那么有两个小方子可供选择。

1. 甘麦大枣汤

组成：炙甘草6g，淮小麦30g，大枣9g。

适合于莫名其妙的心情烦闷、坐立不安、悲伤欲哭等症。

2. 逍遥丸

中药店有售。适合生闷气后情绪宣泄不畅，以及过多思虑引起的胸闷、胁胀、心情抑郁等症。

关于中医肝的三个含义，《黄帝内经》里有一句话概括得非常恰当：肝者，将军之官，谋虑出焉！肝就像一位有勇有谋的大将军，平时屯兵百万，需要时一声号令，千军万马便冲杀出去，供给人体的需要。

春季养生话虚邪

虚邪贼风，避之有时；恬惔虚无，真气从之；精神内守，病安从来？

这句养生要诀出自《素问·上古天真论》，堪称历代医家、养生家所遵循的经典圭臬。春天到了，天气转暖，自然界的风"动"了起来，此时由风邪引起的疾病便会明显地增多，因此介绍一下这方面的知识，以便注意防范，相信对大家会有帮助的。

"虚邪贼风，避之有时"的大概意思：风无处不到，一般情况下是不会致病的，但当人体因疾病等原因造成身体虚弱的情况下，或者因麻痹大意、起居不当、疏于防备之时，风邪就会像贼一样趁虚而入，从而引发疾病。因此，科学地规避风邪是养生的重要内容。

中医学认为，风为百病之长，风邪除了自身可引发疾病之外，也常常是其他邪气致病的重要伴发因素。风邪大致可分为外风和内风两种。外风就像我们吹到的风，也泛指一切不正常的气候变化和有害于人体的外界致病因素。中医理论认为天人相应，因此身体内也有风在动，即内风，平时相安无事，但在一定病理情况下就会致病。

风邪引起的第一类疾病是面瘫、口眼歪斜。一般都是在劳累、熟睡、出汗等情况下，被风吹到造成的，所以我们祖先发明的"虚邪"这个词真是太恰如其分了。风都是在身体虚弱和防备不当的时候才会乘虚而入，因此要注意睡眠时不要吹风，或开空调时可以用遮风板挡一下，使风有所回旋，以免直接吹在面部；运动后，切忌贪凉而"汗出当风"。

风邪引起的第二类疾病是过敏性疾病。鼻炎、哮喘、皮疹，这些都是春季高发疾病，往往是外风、内风共同造成的。外风就是空气中的花粉、粉尘等致敏物，内风则是身体阴虚、血虚等原因以致风邪内动。作为防范，首先应尽量减少过敏物的接触，另外最好找有经验的中医看看，中医药治疗和预防这类疾病是很有疗效的。

风邪引起的第三类疾病是呼吸道疾病。春季土壤中的细菌、病毒等微生物开始复苏，随风播散，因此每年春季都是呼吸道疾病的高发季节。尽量少去空气不流通的人群聚集之地，衣服晚一点脱，"春捂秋冻"。

风邪引起的第四类疾病是心脑血管疾病，这主要和内风有关。春季在五行上属木，所对应的脏腑是肝，因此春季肝风、肝阳也升发起来，临床最常见的表现就是血压升高，老年人容易中风。对老年人来说，大多存在肝肾阴虚的病变基础。因此，除饮食起居调摄之外，坚持中医药治疗也是重要的治疗和预防手段。

如何防范风邪？

除了恰当的起居调摄外，更重要的是纠正身体的偏性，增强抗病能力。用一句话来说，那就是：正气存内，邪不可干！

谈谈夏季养生

炎炎夏日已然来临，常有人问："夏季养生到底该注意些什么？"所以今天写出本文，希望对大家能有所帮助。

夏季天气炎热，首要防范的是暑邪。中医理论认为暑热之邪致病的最主要特点，就是伤津耗气。所以夏季养生就是要保护好我们的津液和气。

津液，可以理解为我们身体里的一种水分，是和体内组织细胞紧密结合在一起的宝贵物质。夏季天气炎热，很容易大量出汗，如果不能摆脱高温环境并及时地补充水分，那么势必造成人体津液的损耗，亦即脱水。

出汗的同时，我们的气会随着汗的过多排泄而耗散，即"气随汗脱"，常表现为疲惫、乏力甚至晕厥，如高温作业者的"中暑"就是这种情况。所以，为防止暑邪致病，最关键的就是保护津液，津液保住了，气也就保住了。

保护津液，首要的就是降温，这要感谢空调这一伟大的发明。我曾有几年急诊科工作的经历，每年这个季节，都会有许多由"120"送来的老人，他们几乎都有高热、肺炎、脱水等情况，且基本上都是天热舍不得开空调热出来的！经过观察室里空调降温，加上补液等对症治疗，大多数病情很快就能缓解。现在大家如果去医院急诊观察室里转转，一定会看到很多这样的患者。

有人反对大热天开空调，我不知他们是怎么想的，也许是害怕空调的风吧！"虚邪贼风，避之有时"，确实这种空调风直接吹在身上是有害的，但是我们开空调享受的是舒适的温度，只要注意不要让风直接吹到身上就行了。如果房间小，可以在距离出风口一段距离处挡一个小帘子，让风回旋一下就可以了。

至于洗澡，身上黏黏的汗液和污垢，除了会使身体很不舒适外，更会堵塞毛孔，出汗不畅，甚至引起很多皮肤疾病。所以，夏天依自己的作息习惯，每天洗一两次澡是很正确的。需要注意的是，尽量用温水洗浴，不要一味贪凉用冷水。

夏季要多补充水分，对大多数人群来说，新鲜的水果肯定是适宜的。饮水则建议尽量喝温水，不要喝冷饮，因过食生冷食品会遏制胃气，造成胃肠道功能的下降。传统的乌梅汤是很好的夏季饮品，可以选配乌梅、陈皮、甘草、山楂、冰糖等适量，煮水饮用。

李东垣的清暑秘笈

炎炎夏日，全国从南到北高温一片，大家都习惯宅在家里，空调、冷饮、西瓜……当然最离不开的就是 WiFi（无线局域网）与手机了。

持续的高温，很多人都中招了：精力不振，特别疲劳，啥也不想干；特别容易上火，心烦气躁；胃口特别差，不想吃东西。这三条，我们不妨称之为"长夏综合征"吧！

中招了，怎么破？

李东垣老中医有一张经典药方——补脾胃泻阴火升阳汤，专治"长夏综合征"。原方共由 10 味药组成：黄芪、人参、苍术、黄芩、黄连、石膏、柴胡、升麻、羌活、炙甘草。

怎么起了这样一个名字，是不是觉得怪怪的？我说这名字起得太好了，完全写出了"长夏综合征"的病机和治法。

补脾胃：略懂中医的都知道，脾胃在五行中属土，是后天之本，是气血生化的源泉。此处的"脾胃"应该是一个更加广义的概念，除了脾胃本身之外，还包括气血生化等方面的含义。夏季暑热之邪当令，最易耗伤人体元气，而元气匮乏就好比手机电力不足了，所以会出现倦怠乏力、精力不振、什么都不想干。"补脾胃"就是通过益气健脾、调养脾胃入手来给人体充电，这个过程主要由黄芪、人参、苍术三味药来完成。其中人参虽然可以用党参、太子参来代替，但绝对比不上东北的人参效果好。药店里一般称为林下参、生晒参，但我们并不需要购买很贵的看起来很漂亮的整支人参，购买人参须就可以了，绝对物美价廉。

泻阴火："阴火"比较难理解，我们把它想象成由于身体虚而产生的一种"虚火"即可。由于五脏属阴，这个"虚火"以心火为主，而肝、肺、脾、肾也有，故统称为阴火。身体虚为什么会产生火？其实也好理解，比如你2天不睡觉，那么肯定心烦气躁，刚要睡着却被人打扰，你肯定会跳起来骂他，这就是虚火，也可理解为一种虚性的兴奋状态。就像电脑开机久了，会出现卡顿、乱码、运行缓慢、死机，那就要尽快删除垃圾、清理内存。我们身体的虚火和这个非常像。黄芩、黄连、石膏这三味药组成强力杀毒软件，来清理"虚火"这个病毒。注意这三味药的用量不宜过大，用量要视患者的具体情况而定。所以我们补身体要会补，常有一些老阿姨，看电视养生节目，说黄芪、人参补气，便买回来泡茶喝，结果越喝越上火，满嘴起泡，这就是不会补了。

升阳：阳气是人体生命的动力，在胃肠道里就是运化食物的动力。阳气要以升发为顺，这样才会胃口好，精力充沛。为何阳气不升？一是气虚，由于天气炎热、过于劳累、思虑过度、衰老等原因，都会造成气虚，这个可以通过"补脾胃"入手来解决。二是气机被遏制了，造成阳气升不起来。这种情况在当今是非常普遍的，就是我们现在的夏天贪凉，过吃冷饮等造成的。小阳气刚冒头，就被一盆凉水浇下去。由于脾胃阳气不足，运化不了食物，所以胃口不好，吃不下饭。因此，李东垣老中医再三关照，夏季尽管天气炎热，但冰冷的食物一定要尽量地少吃哦。柴胡、升麻、羌活的三兄弟组合，不但可使阳气升发，还自带除湿功能，可保你炎炎夏日里依然"吃嘛嘛香"！

方中的甘草，不但可以补虚，还可以起到调和药性的功效，使药方有更佳的口感。

补脾胃泻阴火升阳汤这张方子，除了能治疗"长夏综合征"之外，在我看来，更是调理补虚的第一方。我这些年治疗过的患者里，很多都有倦怠乏力、胃口差、容易上火等症状，只要符合上述病机，用这张方子为主加减，至少治疗过上万个患者吧，效果非常好。

秋季养生话二冬

随着天气转凉，我们告别了夏天的酷热，迎来了秋季的凉爽。秋天的气候特点是偏于干燥，所以因干燥而导致的疾病便会逐渐增多起来。今天向大家介绍的"二冬"，是二味具有良好滋阴润燥功效的中药，可对抗秋季的燥邪，它们就是麦冬、天冬。

这二味药的功效、主治都极为接近，医家常同时或替换使用，口感偏甜，微苦，也常为保温杯里泡茶的佳品，每次取七八粒沸水冲泡即可。有一味滋补的名方，叫二冬膏，即把二药熬制成膏服用。"二冬"的功效简述如下：

1. 养阴润肺

主治阴虚肺燥、干咳、燥咳、劳热咳血等病证。

2. 益胃生津

善治胃阴不足，舌干口渴等病证。

3. 清心除烦

适用于内热扰心证，症见心烦不眠、身热夜甚、烦躁不安、心烦口渴、舌红少苔者。

4. 润肠通便

可用治阴虚肠燥，大便秘结者，多配伍玄参、生地等药。

5. 美容养颜

对于皮肤干燥者有一定的养护作用，对容易脱发或白发较多者也有一定的疗效。

二味药的主要区别在于：天冬更加苦、更加寒一些，因此泻火作用更强，对肺热咳嗽、肾阴虚火旺、乳腺小叶增生，以及各种肿瘤具有更强的效果。其他方面的差别真的是微乎其微。

最后需要注意的是，二冬主要用于阴虚证，最直接的特点是舌质红，舌苔偏少。如果舌苔厚腻的话，那是不建议服用的。

我心目中预防感冒的良方

最近各种病毒、细菌汹涌来袭，各大医院呼吸道感染的患者数暴增，一些儿科医院竟然出现了看急诊也要排队等待七八个小时的恐怖情景！因此，常有患者询问，有什么办法可以预防感冒，或者生病了能先简单地自我治疗一下，免得去医院受罪。

办法确实是有的。既然说的是预防，那么什么才是最好的预防呢？《黄帝内经》里有一句话说得好——正气存内，邪不可干！可见，提高自身的正气就是增强免疫力，这才是真正的王道。

中医学认为，外感疾病的发病过程，都是由表入里的，所以我们的皮肤、毛孔、表层的肌肉，这些构成了防御的第一道屏障，我们称之为"营卫"。如果这层防御能力足够强大的话，外邪便很难侵入，即使侵入了也能很快地被排除。反之，如果防御力不足，那就很容易感冒，并且不容易好。所以我今天推荐的这张名方，就是出自《伤寒论》的流传了2000多年的名方——桂枝汤。

它的组成如下：

桂枝9g，白芍9g，炙甘草6g，生姜9g，大枣9g。

如果你体质虚，平时容易出汗，一年到头总是感冒，一感冒就不容易好，容易鼻塞、打喷嚏，而现在你身边又有很多人都感冒了，那么这个药方绝对是最佳的选择。此方煎汤服用，每日2次，每次150mL左右。一般服用1~2周，既可预防又能治病。服药期间最好不要吃生冷、油腻食品，如能在药后喝热稀粥一碗则药效更佳。

中医治疗外感病有两本最有名的著作，一本是《伤寒论》，另一本是《温病条辨》。而桂枝汤，不但是《伤寒论》里的第一张方子，而且也是《温病条辨》里的第一张方子，足见此方之重要。这也证明了无论是伤寒还是温病，外感病最初阶段的预防和治疗都可通过扶助正气以增强"营卫"的防御能力来实现的。

有人主张服用板蓝根冲剂等来预防，这首先要了解板蓝根这类药物的功效。板蓝根的主要功效是清热解毒的，就是说等扁桃腺化脓了、喉咙痛了这些热毒症出现了，它有一定的治疗作用。注意是治疗，而不是预防。

服用桂枝汤需要注意的是：如果平时体质壮实，不容易出汗，也很少感冒的，那么不要服用。如果出现了咳嗽、咽痛等症，也不宜单纯服用此方，需尽快找医生诊治。

推荐一张治疗慢性支气管炎缓解期的处方

老年性慢性支气管炎（简称老慢支），以"咳、痰、喘、炎"和常年反复发作为其特点，是一种严重困扰中老年患者的疾病。因此，对本病缓解期进行及时有效的治疗，是非常关键的。

在这里向大家推荐的方剂是资生汤，出自名医张锡纯的《医学衷中参西录》。若干年前，我潜心研究张氏医著，曾在一段时间里专门为对证的患者开具这张处方，前后治疗过30余例，取得了满意的疗效。处方构成如下：

山药30g，玄参15g，炒白术9g，生鸡内金6g，牛蒡子9g。

张锡纯在阐述资生汤的方义中引用《易经》"至哉坤元，万物资生"之旨，认为人之脾胃属土，即一身之坤也，故亦能资生一身。脾胃健壮，多能消化饮食，则全身自然健壮。资生汤主治"劳瘵羸弱已甚，饮食减少，喘促咳嗽，身热脉虚数者，亦治女子血枯不月"。张氏感慨"治阴虚专责重于脾，人亦多不解"，特将其列入卷首之例言，可谓用心良苦。

本方以山药、白术为君，健脾胃，益气阴；配鸡内金既可以补脾胃，又能利用其消积化食之能，并谓此为"不可挪移之品"；配玄参以清热养阴；配牛蒡子既可润肺，又可利肺、去痰止咳。全方补泻兼施，对老慢支缓解期有脾胃虚弱、肺阴亏虚，又兼有少许实邪的患者可取得良好的疗效。

煎服本方时，如能用新鲜的生山药效果会更好。另外，推荐老慢支患者平时可以多吃一些山药，炒菜烧汤均可，以取"培土生金"之效。

我的治郁三方

甘麦大枣汤、百合地黄汤、黄连阿胶汤这三首经方是我治疗抑郁类疾病所常用的处方。学习贵在领会经方之神韵，不可拘泥于"经方不可变通"之语，一切制方都要以达到最好的疗效为目的。多年学习及临证，我常将三方合用作为底方，再根据患者的实践情况加减变化，用于治疗更年期综合征、抑郁、失眠等疾病，效果显著。

甘麦大枣汤滋养五脏之阴，主治情绪反常、坐卧不安之脏躁，男女皆可；百合地黄汤主治神志恍惚、沉默寡言之百合病，类似于今日阴虚内热型的抑郁症；黄连阿胶汤以黄连、黄芩泻心火，阿胶、白芍养阴血，尤适宜思虑过度耗伤心阴者，如嫌阿胶太贵，以阿胶珠代替亦可，不用鸡子黄并不影响疗效。凡见坐卧不安、心烦易怒、焦虑烦躁、郁郁寡欢、惊恐不安、夜难安卧等，有一二症，便放手用之。试举医案三则如下：

（一）陈某，女，50岁

3个月来，无明显诱因出现坐卧不安，欲打人，欲"跳楼"，常因琐事对家人发怒，夜间难以安卧，起床四处行走，常言："欲发泄却无处发泄，无法控制自己。"其丈夫及女儿陪来就诊，患者自言其家庭和睦，也无烦心之事，只是自己无法控制自己，平素纳可便调。查其舌质红，苔薄白，脉滑数。予三方合用，14剂。二诊，患者及家人同来，均喜笑颜开，再三感谢。言服药二三剂后，情绪即明显改善，原症状基本消失。后再以此方加减治疗3个月，病情稳定。

（二）任某，男，29岁

半年前与其同事兼女友分手，但甚为爱慕其女友，陷于思恋不能自拔；且因工作每日都能见到，更加剧其痛苦，故而半年来形容憔悴。就诊时，即倾诉其失恋之苦，并说常找朋友同事诉苦，因其絮叨不休，故朋友都不愿与之相处。上班时无法专心，工作已出错多次，回家后不知该做什么，常四处乱逛，夜间思虑，难以入睡。查其精神疲惫焦虑，目光呆滞，舌红有裂纹，苔少，脉细数。思虑过度，耗伤阴血，肝气郁滞，心神不宁，予三方合用，14剂。二诊，患者精神面貌大为改观，诉其情绪已有改善，以前的难受感觉明显减轻。后以此方加减治疗3个月，情绪已恢复正常，面色红润，同先前判若两人。

（三）马某，女，52岁

半年来，无明显诱因下常有惊恐、濒死感，发时无法自制，随后自测血压升高，多次高达200/120mmHg，家人送至医院急诊。未用药时，惊恐感便已逐渐缓解，血压亦恢复正常。如是反复，几乎每周发作一二次，但多项检查均无异常发现。平素血压正常，偶有头晕，胆小不敢独处，余无特殊不适。诊其舌尖偏红，苔薄白，双脉寸关滑数尺沉。心肾不交，阴阳失衡，予三方合用加减。嘱患者每日早、晚饭后各服药1次；若惊恐发作时，可再加服1次。此方服用3个月，仅第1周惊恐感发作1次，但程度已较前减轻，其余时间均未发病。

预防老年痴呆的妙招

"老年痴呆"是让大家闻之色变的疾病和现象，该如何有效地预防呢？有很多的方法和药物，但我今天向大家推荐的方法，堪称简单有用的妙招——脑子多用用！

这也太简单了，"用脑子"谁不知道呢？但据我多年观察下来，有很多人其实并不知道该如何让自己的脑子多用用。

（一）刘老师

他第一次找我看诊时是 58 岁，因为发现"甲状腺炎"治疗了几个月，印象里是一位思维敏捷、知识渊博、非常健谈的人。他不止一次地说，快要退休了，就要实现周游列国的梦想了。

第二次见到他，是 5 年之后，聊了很长时间，我才想起原来他就是那个刘老师。因为变化实在太大了：不仅人胖了一圈，看起来苍老了很多，最主要的是反应慢，思维不连贯，讲起话来结结巴巴的。

这几年里在刘老师身上发生了什么？他妻子说道，身体并没有什么问题，主要是退休之后，原有的生活节奏发生了改变，他每天的活动就是买菜、烧饭、看电视、睡懒觉，外出交际很少的。

可见，生活节奏和习惯的改变，足以对一个人造成巨大的变化。

（二）李某

他是家里的独生子，是一个很有钱的"富二代"，准备作为家族企业的接班人。看诊时 20 岁不到，他并不情愿来，是家里人硬拖过来的。他的症状是"浑身难受"，但是具体情况又无法确切表述。交谈时，发现他始终低着头，一讲话就紧张，结结巴巴的。经过仔细的诊察，发现他的身体并没有什么问题。原来家人对他极为溺爱，从小到大什么都不让他做，初中读完，由于"没心思学"，就一直闲在家里，成天除了吃饭、睡觉就是玩游戏，最近家人发现他时常无缘无故暴怒，所以拖过来看看。

这病是闲出来的！我给他们的建议就是最好能回归校园读书，养成良好规律的生活习惯，一切都会好起来的。

虽然我不知道李某后来怎样了，但这个故事告诉我们，长期不良的生活习惯会对人的思维智力产生重大的影响。

不难发现，很多老年人，到老了仍然保持旺盛的精力和活力，比如很多领导干部、科学家。我们也知道一些长寿的高僧，他们除了吃素之外，还有一项重要的修行——念经，数十年如一日地念经，很老的时候仍能保持活跃的思维和智力，一直到圆寂的那一天。有很多中医老前辈，八十多了甚至九十多了，还在看病，非常让人羡慕。

如果认为退休之后就什么都不干了，那就大错特错了，那就是加速你老年痴呆的开始。如果能有一份符合自己年龄和体力，又不太累的工作，那是再好不过的了。勤用脑，脑子是用不坏的，这才是预防老年痴呆的第一妙招。

长期吃中药会中毒吗

中药会不会重金属超标？长期吃中药会不会中毒？来看诊的患者中，常有人问这些问题。其实问这些问题的，大多数都是刚来看病、刚吃中药没几天的人，在网络、报刊上看到了一些报道，便产生了顾虑。

要回答这类问题，不妨我们先去医院里转转，就去肿瘤科吧！在这里，我们会发现吃了三五年中药的人比比皆是，有的甚至服药10年以上。他们不但原有的疾病得到了控制，而且精神状态和生活质量似乎都还不错。

可见，生病的人长期服用对证的中药，一般是不会发生毒副作用的。

至于是否重金属超标，这个应该相信国家的药监部门。能通过药品安全检测、通过正规途径进药的，都先认为是安全的吧。即使万一超标一些，对于大多数只吃几个月中药的患者来说，一般也不会有什么不良影响。

不可否认，中药确实有一些毒副作用的报道，比如某人吃了何首乌造成肝功能损伤等。这类事件的发生，原因是很复杂的，试析如下：

第一，药物是用来治病的，不是随便吃的。

《神农本草经》里把药物分为上、中、下三品。上品基本是无毒的，可以长期服用；中品有小毒，不宜久服；而下品几乎都是毒药，要求是中病即止，就是病好了马上停用。可见，任何药物都有它的用处，就是我们常说的"对证下药"。用对了药，砒霜也是金丹；用错了药，人参便是鸩毒。很可惜的是，由于受到一些养生节目和胡乱编撰的微信文章的蛊惑，现在很多人盲目地进补，没病也非要凑热闹去吃药，三七粉、枸杞子、太子参……非要去医院配一些回去吃。没病吃药，或者小病过量服药，那么这些药物的偏性肯定会作用在机体上，便会产生一些毒副作用。

第二，有些药物的炮制加工是很有讲究的。

比如我们常用的熟地黄，最经典的制法是"九蒸九晒"，但现在这样繁琐的工艺几乎不再用了。这样一来，药物的加工不到位，也是产生毒副作用的一个原因。医生对药物的不熟悉也是一个原因。当前绝大多数医院里，医生和药房是完全分开的，医生并不了解所进药物的产地、渠道、炮制方法等，因为不了解，所以开出的药物剂量只能是模糊的。

第三，人体是非常复杂的，每个人对药物的反应耐受程度不同。

比如对中药过敏的人，在我的行医生涯里就遇到过好几例，即使丹参、黄芪、灵芝、黄精这些常用的药，竟然也有人过敏，浑身起皮疹。因此，再高明的医生，再准确地对证下药，在众多的患者中也难免会有意想不到的事情发生。吃饭也有噎着的时候，难道我们就不吃饭了？因此，对药物的副作用我们要正确认识，不能因噎废食。

最后再叮嘱一句，复诊！患者要经常找医生来复诊！只有这样，医生才能了解你服药后的情况，一旦出现副作用也能及时发现。

肾者，作强之官，伎巧出焉

如果去看中医搭脉，很多朋友都会被医生诊断出"肾虚"。那么究竟什么是"肾虚"？中医的"肾"又有哪些含义呢？

"肾者，作强之官，伎巧出焉"出自《素问·灵兰秘典论》。很佩服古人的智慧，活灵活现的几个字就概括出了肾的功用。对这句话的解释，我查阅了一些注解，却各有各的说法，真的挺有意思。但我们没必要逐字地去理解，只需明白它的含义即可，那就是：

肾脏，是一个人生发精力的器官，人的智力和精力是从这里产生的。

肾，我们通俗的理解就是指解剖上的肾脏。而中医学有几千年的悠久传承，古代的字又少，通常一个字会有很多的含义，因此要放到具体的语言环境中去，才能明白具体说的是什么。中医肾的含义通常有三个，较我们通俗的理解还要更加广泛。

第一，解剖上的肾脏。

这点历代中医都是承认的。肾脏的很多疾病，比如肾功能不全、急慢性肾炎、输尿管结石等，都可以用中医药疗法取得疗效。肾的作用还与西医的内分泌系统类似，人体的各个组织器官要能正常地工作，都必须依靠内分泌系统所提供的各种激素，这用来解释"肾者，作强之官"是很恰当的。

第二，物质和功能的肾。

通常中医所说的"肾虚"的肾，主要指的就是这个方面。人体的左右二肾合在一起，很像太极图，而它也确实是完美地将物质和功能二者集于一体，阴阳合一。物质方面，肾是先天之本，有藏精的作用，人体的最精华物质都储藏在肾中，也包括我们的脊髓、大脑。这种精华，我们称为肾精、肾阴。如果肾精不足了，那么就会出现头晕、耳鸣、眼花、腰膝酸软、脱发、过早白头等表现。功能方面，我们称为肾阳、肾气，是人体各种兴奋活动的原动力。肾阳不足，就会出现怕冷、阳痿、夜尿频多、五更泄泻等表现。

离开物质，哪里谈得上功能？而没有功能，那么这团物质就是死的。在中医上讲，就是阴阳的"互根互用"。对人体来说，有人物质亏耗得明显，这就是肾阴虚、肾精不足；有人功能下降得明显，这就是肾阳虚、肾气亏虚。当然，物质、功能同时不足则更多，那就是阴阳两虚。

为什么说肾"伎巧出焉"？

这是因为人的聪明才智、创造力和肾的强盛有着直接的关系。一个人如果肾精充盈、肾气强盛，那么他的脑力、体力一定是很健康的，一定是充满活力的。比如齐白石老先生，不但健康长寿，83岁还能生子，一身的艺术才华更是无人企及。

反之，如果一个人肾精、肾气都明显地亏耗，那么他一定是整天无精打采、昏昏欲睡、记忆力下降的，更别提创造力了，晚清的皇帝就是很好的例子。

第三，经络的肾。

肾和五脏六腑、四肢肌表都有联系，这个联系的途径和道路，就是经络。肾的经络，左右各有一条，叫作"足少阴肾经"。很多肾脏本身，以及与之相关的疾病，都可以通过针刺或艾灸这条经络上的特定穴位来解决。

最后简单谈谈该怎么补肾。

正如前文所说，肾是集阴阳于一体的脏器。因此，补益的时候要注意到阴阳的互根互用，并要有一定的疏泄，不能一味地蛮补。比如补肾阴的左归丸，就是在大堆补阴药里加了几味补阳药；补肾阳的右归丸，就是在补阳的同时也用到了补阴药。这样才能达到最佳的补益效果。

补肾的最佳时机是冬季，因为肾是和冬季相应的，冬主闭藏。此时补肾填精，效果会更好。因此，冬季膏方深受大家的欢迎。

冬令进补的开路药

又到了冬令进补、开具膏方的时节。常有患者询问，什么是开路药？吃膏方之前是否一定要吃开路药呢？今天就和大家聊聊这个话题。

开路药，通俗来讲是指在开膏方前，依据每人的实际情况，医生开出一些具有运脾健胃、理气化湿等功效的中药，改善此类患者的脾胃功能，为服用膏方的消化吸收创造有利的条件，以增加膏方的疗效。

以下情况建议先行汤药"开路"：

第一，当第一次吃膏方时。

这个不妨理解为"试吃"。由于每人体质不同，对药物的反应不同，所以先服用2周左右的汤药，观察一下服药后有无不适，便于医生开膏方时更准确地把握具体药物及剂量。否则，万一出现过敏或呕吐等副作用时，那数千元的膏方极有可能白白浪费掉了。开路药就是通过试探性地调补，通过观察服药后的反应，为医生开好调补对路的膏方作准备。

第二，患有多种慢性疾病者。

在冬令进补中，膏方适用对象主要有三种人：

一是"亚健康状态者"，平时虽无慢性疾病，但容易感冒，长期劳累或压力负担过重而致身体虚弱的中老年人。

二是慢性疾病患者，如慢性支气管炎、肺气肿、支气管哮喘、甲状腺疾病、高血压、冠心病、糖尿病、慢性胃炎、慢性肾炎、贫血、腰腿痛、男子性功能障碍、女子月经不调等。

三是康复患者，如手术后、大出血后、大病重病后、产后身体虚弱等。对他们来说，开路药更具有治疗的含义，就是对久病重病患者先治疗一段时间，待病情好转或稳定后，再服用膏方。

第三，平时不注重调养身体，跟风吃膏方的。

这类朋友也不少见。看到身边朋友在吃膏方，或者听到膏方的一些宣传，便也过来进补。可就诊时一看，身体问题还真不少，比如便秘、口腔溃疡、腹胀、舌苔厚腻等问题，这种情况直接膏方滋补，易产生"闭门留寇"的后果，所以最好服用汤药治疗一下再行调补。

开路药是否一定要吃呢？那也不一定。如果你已经连续几年服用过膏方，或最近在医生那里看病吃过中药，或有经验的医生判断你可以直接进补，那么直接服用膏方也是可以的。

膏方首先是治病的

冬令进补的时节即将来临，又到了开具膏方的时候。膏方是在中药汤剂复方的基础上，为治病和调理人体气血阴阳之平衡而辨证组方，既可治病疗疾，又能增强体质、抗衰益寿。

开膏方是一门反映临床水平的学问，开得好可并不容易，一旦开得不好，病家服药后反而出现种种不适，那么不但数千元的药费白白浪费掉，而且对身体造成的负面影响更是难以估算。行医以来，我已开具过上千剂膏方，绝大多数患者服用后都能取得很好的疗效，尚未发现明显的不适和副作用，略有心得，小结如下：

第一，疗疾。

膏剂是中医传统的十剂之一，将治疗的药物制成膏状，在保证治病的前提下，具有携带方便、服用便捷等优点，克服了传统汤剂需要每日煎煮的麻烦，并具有较佳的口感。说得直白一点，我始终坚持治病第一，有什么病，就开具什么药，膏方只是剂型而已。在我的处方中，可经常见到生石膏、蒲公英、藿香、黄连、黄芩等苦寒清泻的药物，故对于患有糖尿病、痛风、高脂血症、更年期综合征等疾病的患者，也能取得很好的疗效。

第二，调体。

体质有气虚、血虚、阴虚、阳虚，以及五脏六腑虚损的不同，中药有补气、补血、补阴、补阳等功效侧重。医者应全面充分考虑人体气血阴阳的不同而开具处方，一人一方，针对每一位患者个体特异性开具膏方，以期达到"阴平阳秘"的平衡健康状态。

第三，补虚。

虚损，既有先天之不足，更有后天之失养，衰老其实在人体成年之后即已开始。尤其当今社会工作、学习、生活节奏紧张，更会加重气血阴阳的耗损。冬令乃闭藏之季节，中医理论认为此时服用滋补药物尤为适宜，可具事半功倍之效。补虚不能一味地蛮补。有些医生动辄开出上百味的药物，全是补药，而他的膏方也几乎千篇一律，这就有悖中医之宗旨了。

第四，灵动。

不少人平日饮食喜油腻厚味，又少运动，且补益药性多黏腻，服膏剂可能会有"滋腻"之弊，难以运化，故开具膏方多加以健脾开胃、理气化湿等"灵动"之品，切忌一味补益。

此外，针对每人具体情况，嘱咐服膏方期间的一些饮食宜忌，而部分患者还应先服"开路药"以确保膏方的疗效。

调息与专注——被我们忽视的养生要诀

如果血脂、血糖高了，我们第一个会想到什么呢？我想应该是吃吧！现在人人都注重养生，但往往会走入一个误区，那就是想通过吃来把病吃好。因此，首先想到的是吃什么能把血脂、血糖吃下来，比如搞点三七粉、冬虫夏草来吃。但其实这是一种偷懒的想法。

生病了，我们最先需要反思的应该是自己的生活方式是否恰当，从而改掉不良的生活习惯、建立良好的生活方式。而调节好呼吸，在我看来则是最先要做到的。

可能大家觉得好笑，呼吸不就是喘气吗？谁不会！不会呼吸，那不早就死了吗？但事实却并非如此，很多人其实并不会呼吸。

如果我们接触过那些长寿的、擅长养生的人，就会发现他们的呼吸都是很匀细的，甚至都感觉不到。反之，比如我曾见一些患者，他们虽然很重视自己的疾病，会坚持看病吃药，也会锻炼身体，但稍作观察的话，就会发现他们的呼吸往往会很粗重，甚至在用口呼吸，没说几句话就气接不上来了，情绪一激动就会脸红、心跳加快，这就说明呼吸没调好。

呼吸又称为息，有个成语叫息息相关，确实如此。历代养生家，无论佛家还是道家，都把调节呼吸作为修行养生的第一步。当然，今天不是和大家探讨怎么练气功，而是首先把我们粗重的呼吸调成微细的呼吸，这对我们的健康是很有好处的。

哺乳动物的寿命和呼吸、心跳的次数都是有关联的，呼吸变慢、变得匀细了，心跳也会减慢，这便是养生长寿的第一步。对哮喘、慢性支气管炎、心律失常、甲亢、更年期综合征、失眠、焦虑症等疾病的治疗与康复，都有极大的好处。

以下是简易的呼吸调节方式：

第一，尽量用鼻子而不要用口来呼吸。

这是因为鼻子是通肺的，而口是通胃的，如果因鼻炎等原因造成鼻塞不通气，那一定要看好它。

第二，尽量让自己的呼吸匀细深长。

吸气的时候，可以不用去管它，而呼气的时候，则慢慢地呼出。平时的行住坐卧都要调节，注意不要刻意地去憋气，以呼吸顺畅没有明显的不适感为度。

第三，平时有意无意地想想自己的丹田。

丹田位于小腹正中、肚脐眼下方三寸的地方，不需要特意地去想，只需把念头若有若无地往这里想想即可。

注意力向外关注是可以的，比如我们集中精力工作、看自己喜欢的电视剧、读一本好书的时候，是不会有什么不适感觉的。但是，我们的身体除了丹田部位可以若有若无地去想想外，其他部位却不可以过多地关注。

比如有位患者，他的同学得了肝炎，他怀疑自己也会得，过多地想着自己的肝区，结果没过多久便觉得肝区部位发胀。虽然经过各种检查都是好的，但就是觉得那里发胀，治疗了很久才缓解。同理，我们的心脏、头部等部位，都是不可以关注的。

活血化瘀中成药与心脑血管疾病

活血化瘀中成药是治疗心脑血管等疾病的常用药品，但面对品种繁多、功效类似的药物，到底该如何选择？这确实是困扰广大医患的一个难题。

经常有患者抱着一大堆药物来问我：吃哪个最合适？这些药能一起吃吗，诸如此类的问题。不知不觉已经行医二十多年了，今天就试着回答一下这个问题，希望能对大家有所帮助。

所有的活血化瘀中成药，顾名思义，都有活血化瘀、通脉活络、抑制血小板聚集、增加心脑血流量的功效，常用的有丹参、三七、红花、银杏叶、红景天、全蝎、蜈蚣等药物的单味或复方制成。

1. 丹参类

以丹参为主要成分的药物，常用的有丹参片、复方丹参片、复方丹参滴丸等。治疗轻症的冠心病、脑梗死效果都不错。其中尤以丹参片物美价廉，如果症状不严重的话，推荐适当吃点丹参片就行了，没必要去追求贵重药品。

2. 三七类

以三七为主要成分的药物，常用的有血塞通胶囊、三七片、三七伤药片、活血止痛胶囊、云南白药胶囊等。

三七的特点，对伤痛后的瘀血有特别好的效果，所以中老年人同时有慢性伤痛的，比如跌打损伤、腰痛腿痛等与瘀血有关的，推荐首选三七类药物。三七对心、脑血管疾病都有效，但是如果详细阅读一下说明书，发现对脑血管缺血性疾病似乎更有针对性一些，所以推荐用于缺血性中风。

三七还有一个特点，就是"既活血又止血"。这个大家怎么看？

什么情况下是活血的，什么情况下又是止血的？莫非三七有这个智能去识别吗？带着疑问查阅文献，恍有所悟：

三七的口服和注射制剂基本上都是以活血为主的，我们看看药品说明书，无一例外，都是活血的。而三七止血的功效是在外用时才明显，比如某人受了外伤，用一把三七粉敷在伤口上，可以起到止血的效果。三七止血还有一个别的药无法替代的优点，别的药外用止血后，外伤处一般会瘀血肿胀；而三七外敷后，不但血止住了，竟不会有瘀血肿胀，这就是"止血不留瘀"。

3. 红花类

以红花为主要成分的药物，常用的口服药有血府逐瘀丸、花红片、红花逍遥片等，一般为多种药品合成的复方制剂。比如血府逐瘀丸，即脱胎于清代王清任《医林改错》里的血府逐瘀汤，对头痛、胸痛等病证有一定的疗效。

4. 银杏叶类

以银杏叶提取物为主要成分的药物，常用的口服药有银杏叶片、银杏叶胶囊等，对心、脑血管疾病都有效，对脑血管缺血性疾病更有针对性一些，作用较平和，推荐用于缺血性中风引起的头晕等症。

5. 虫类药

以虫类为主要成分的药物，常用的口服药有通心络胶囊、蝎蜈胶囊等。蝎子、蜈蚣、水蛭、地鳖虫这些药，活血祛风通络的效果更强，并常可作用到其他活血药所达不到的部位，所以常用于瘀堵严重的心脑血管疾病。但这类药也有副作用，比如对胃肠道的刺激等，所以对于心脑血管疾病的轻症患者，不推荐长期服用。

6. 急救类

适合冠心病心绞痛急性发作时服用的药品，常用的有速效救心丸、麝香保心丸、麝香通心滴丸等。这类药品以舌下含服为主，起效快，及时服用可以救命，所以有心绞痛的患者最好随身携带。但这类药物虽然救急效果明显，但对心脑血管疾病本身的治疗作用却略显不足。

7. 其他类

脑心清，主要成分是柿叶提取物，可改善心脑血管血供。心可舒（丹参、山楂、葛根、三七、木香等），除活血外，也有一定的降脂功效。脑心通（黄芪、丹参、当归、川芎、乳香、没药、全蝎、蜈蚣等），主要起益气活血作用。松龄血脉康（松叶、葛根、珍珠粉），对肝阳上亢的头痛、眩晕、高血压病有一定疗效。参松养心胶囊（人参、麦冬、五味子、丹参、酸枣仁等），有益气养阴、活血安神等功效。诺迪康胶囊，主要成分是红景天，可增加心脑血管供血，并具有一定的抗高原反应的功效。相似功效的还有很多，就不一一赘述了。

大家选择中成药的时候，最好能看看说明书，看是否适合自己。再就是看看服药后的反应，如果服药后症情改善，并且没有明显的不适感，那才是对症的。

最后再强调几点：

第一，不要被药物的名字所误导。

比如心脏不舒服了，就吃"心可舒"；有早搏了，就吃"稳心颗粒"。当然我不是说这些药不好，它们的疗效还是蛮不错的，只是说它们的名字起得那是真好！药品的名字或多或少带有一些诱导性，但这和每个人具体的疾病原因不一定是相关的，不是所有人吃了"心可舒"心脏就舒服了。选择药物的关键，还是看它的组成和功效。

第二，相同功效的中成药尽量不要合用。

对于心脑血管疾病的轻症，一般选择一种药物就可以了，不需要同时吃很多种，因为活血的药物吃多了会引起出血的。如果身上经常莫名其妙地青一块紫一块、牙龈出血、皮肤破损后止血时间很长、月经总是淋漓不尽等，那就提示有出血倾向，活血药物需要减量或者停用。

第三，留意血小板指标，防止出血。

如果已经服用阿司匹林、氯吡格雷等西药的患者，那么活血化瘀药物更要慎重服用。因为这类西药抗血小板聚集、抗凝的作用很强，如果盲目加用活血药的话，会加重出血倾向而产生不良后果。因此定期去医院检查一下血小板指标还是有必要的。

第四篇

药食两用

桑叶——很好喝的降糖茶

桑叶是一味很常用的中药，它具有疏散风热、清宣肺热、清肝明目等功效，常用于感冒、咳嗽、头晕眼花等症。但是它还有一个不太被人们注意的功效，那就是可以抑制血糖上升，尤其对餐后血糖有一定的控制作用。

近年研究发现，其作用机理可能与桑叶中丰富的生物活性物质有关，其中最主要的是桑叶中的 DNA 能抑制 α-葡萄糖苷酶活性，从而抑制及延缓食物分解为葡萄糖，起到抑制食后血糖上升的功效。

桑叶茶具有廉、简、便等特点。首先，桑叶来源丰富，在一般的中药店都可以买到，甚至在小区里都能随手摘到，而且价钱低廉。泡茶时特别方便，一般每次只需 3~9g，放入茶杯中用刚烧开的沸水冲泡，盖上杯盖，等候 5 分钟左右就可以饮用了。

桑叶茶有一种特有的清香味，入口清醇，并无一般中药的苦涩味。这样一杯茶可冲泡 3 次左右，每日 1~3 杯为宜。饮桑叶茶属于中医"清补"的范畴，尤其适用于体型偏胖、餐后血糖控制不佳者，四季皆宜。

一身都是宝的桑树

桑树，除了它的叶子是蚕宝宝的美食外，更是浑身都可入药的一颗宝树。

桑叶：桑树的树叶，很常见，小区里都能随手摘到，具有疏散风热、清肝明目的功效。治疗风热感冒（症见发热、咽痛、咳嗽等）时，常和白菊花、金银花等药配伍，如我们常用的名方桑菊饮，主药即是桑叶和菊花。治疗头晕、眼花、视物模糊等症时，常和白菊花、枸杞子、决明子等药配伍，起到清肝明目的功效。此外，桑叶还有降糖、美容、祛痘等功效，可直接取新鲜桑叶3片，或干桑叶5g左右，用沸水冲泡当茶饮用，气味芳香，口感很好。

桑枝：桑树的嫩枝，具有祛风湿、利关节、行水气的功效。对关节炎、颈椎病、痛风等病证引起的手足麻木、关节疼痛、周身酸疼等有很好的疗效。常与羌活、红花、威灵仙、牛膝等药配伍应用。

桑白皮：桑树根的皮，具有泻肺平喘、行水消肿的功效，可用于肺热咳嗽、青春痘、水肿等病证，常配伍地骨皮、桑叶、黄芩、大腹皮等药同用。

桑葚：桑树的成熟果实，味甜汁多，是人们常食的水果之一。不仅可以解馋，而且还能起到养生治病的作用，如自汗、盗汗、须发早白、眼目昏花、遗精、失眠健忘、脱发等病证皆可应用，常配伍五味子、何首乌、莲子、熟地、枸杞子等药同用。

桑寄生：并非桑树，而是寄生在桑树上常绿小灌木，具有补肝肾、强筋骨、除风湿、通经络、安胎等功效，常和菟丝子、续断、阿胶、地黄、杜仲、牛膝等药同用。

如果说哪种树可以称为药树，那么桑树绝对是实至名归的！

山药——深受人们喜爱的食疗药品

"我适合吃哪些食品?""有哪些药品可作食疗之用?"常有患者就诊时询问这些问题。

在此,向大家隆重推荐一款药食两用的食疗佳品,大家也许都吃过,但可能并没当回事儿的——山药!

山药原名薯蓣,因唐代宗名李豫,避讳改为薯药;北宋时又因避皇帝名讳而更名山药。以河南怀庆府(今博爱、武陟、温县)所产最佳,谓之"怀山药"。

山药肥厚多汁,又甜又绵,且带黏性,生食热食都是美味,含有极丰富的营养保健物质,自古以来就是药食两用的佳品,早在唐朝诗圣杜甫的诗中就有"充肠多薯蓣"的名句。

山药堪称山中之药、食中之药,不仅可作为日常菜蔬食用,而且具有调理疾病的药用价值。史载山药的功效颇多,《本草纲目》即记载其补中益气、强筋健脾等滋补功效。《医学衷中参西录》中的玉液汤和滋培汤,以山药配黄芪,可治消渴、虚劳喘逆等症。

有人接触山药的黏液后会皮肤痒。这里有一个生活小窍门,就是在山药削皮时,把它完全浸泡在水里,等皮削好后再拿出来,就不会有这种情况了。

历代文献汇集,山药的主要功效是滋养强壮、助消化、敛虚汗、止泻等,主要用于治疗脾虚腹泻、肺虚咳嗽、消渴、小便短频、遗精、妇女带下、消化不良等症。

近些年来的研究表明，山药具有增强人体免疫功能的作用。其所含胆碱和卵磷脂有助于提高人的记忆力，常食可健身强体、延缓衰老，是人们所喜爱的保健佳品。除了做药材使用外，本人也常建议患者日常食用。在我看来，此物堪称第一食疗之物，主要适合人群如下。

第一，慢性虚损性疾病。

慢性泄泻，表现为大便稀溏不成型，每日3次以上；消化不良、胃口差，容易疲劳、经常头晕，妇女白带多、颜色稀白、经常腰酸乏力等。

第二，重病之后的饮食调养。

肿瘤已成为当今社会常见的疾病，很多患者手术之后，想尽快回复元气，而一味地大补，结果却事与愿违，反而使得肿瘤复发。在此推荐可多食一些山药，和其他食材一起炒菜或者烧汤均可，可使气血慢慢地滋生，并可杜绝蛮补的弊端。

第三，慢性咳喘病缓解期的食疗。

慢性咳喘病，因患病日久耗伤肺气，以致肺金不足。根据中医五行理论，此时采用"培土生金"法是一个不错的选择。在这里向大家推荐的方剂是资生汤，出自名医张锡纯的《医学衷中参西录》。若干年前，我潜心研究张氏医著，曾在一段时间里专门为这类患者开具这张处方：山药30g，玄参15g，炒白术9g，生鸡内金6g，牛蒡子9g。全方补泻兼施，对于慢性咳喘病缓解期有脾胃虚弱、肺阴亏

虚，又兼有少许实邪的患者，前后治疗过 30 余例，取得了满意的
疗效。

蒲公英——清热解毒抗感染的良药

思佳客·蒲公英

左河水

冷落荒坡艳若霞，无花名分胜名花。

凡夫脚下庸杂贱，智士盘中色味佳。

飘似舞，絮如纱，秋来志趣向天涯。

献身喜作医人药，意外芳名遍万家。

说起蒲公英，我们的第一印象肯定都是吹一吹漫天像雪一样的
花絮，分外美丽。春天，正是蒲公英开始生长的季节，在山坡上、
公园里，甚至田间、路边都能发现它的身影。但其实蒲公英开的是
小黄花，十分地低调雅致，而更重要的是，它可是一位低调的养生
专家呢！正如这首优美的诗句所描写的那样，它既可以作为美味的
食材，更是一味治病的良药。

蒲公英又名婆婆丁、黄花地丁，可作为食材，主要是吃新鲜的叶
子，略苦，却有一种回甘的味道，无论是煮汤，还是拌凉菜，或是清
炒，都有很好的口感。现在吃蒲公英的人已经不多了，但在以前闹饥

荒的时候，这可绝对是天赐的美食，人们常常去山中挖来充饥。

蒲公英具有一定的降血脂、降糖、减肥、保肝功效，因此患有高脂血症、糖尿病、肝炎、胆囊炎、肥胖症等疾病者，不妨适当食用。蒲公英全草都可入药，被中药界誉为具有清热解毒、抗感染作用的"八大金刚"之一，其食用、医用营养价值在《本草纲目》《辞海》及历代医药大典中都给予了极高的评价和肯定。

1. 急慢性胃炎

如胃镜提示胃黏膜充血，或平时表现为多食易饥等胃热证，蒲公英是很好的选择。它是一种甘寒的性味，不像其他清热药那样苦寒。"幽门螺旋杆菌（HP）感染"是一种让医生头疼，让患者恐惧的疾病，尤其是那些应用抗生素仍然控制不佳或反复发病的。经药理研究证实，蒲公英具有良好的抗幽门螺旋杆菌的功效。我曾治疗多例 HP 感染患者，在辨证后的组方中加用蒲公英，一般经过 3～6 个月的治疗，基本上都可转阴。

2. 鼻渊

患者流黄脓鼻涕、鼻塞，严重者会因缺氧造成学习、工作效率的低下。"鼻为肺之窍"，一般是肺热造成的，以蒲公英为主药，清宣肺热，可收良效，常配伍桑叶、金银花、辛夷等药。

3. 结膜炎等眼疾

各种原因造成的结膜炎、眼睛充血红肿等，可以用蒲公英煮水后饮用，也可以趁热用水蒸气熏眼，或者用纱布浸药液敷眼，都有一定的疗效。

4. 乳腺炎

哺乳期妇女，由于喂养及调护不当等原因，常会造成乳腺发炎，蒲公英则有良好的清热消炎功效。在清热消炎的同时，对哺乳并没有不良的影响，堪称妇女之友。

此外，蒲公英对粉刺、扁桃腺炎、腮腺炎、泌尿道感染、肝炎等疾病都有一定的疗效，可在辨证后的处方中酌情使用。

葛根——治疗颈椎病的良药

今天向大家介绍的是葛根，它是我们常用的一味中药，常用的性状有小块状、片状，或者研成粉。在中药店、医院的中医科、一些旅游景点的特产商店，以及网上都可以买到，价钱不贵，功效却很多，且口感甘平，堪称物美价廉的保健饮品。用法是每次15g左右，沸水冲泡即可。葛根的主要功效如下：

1. 解肌

颈椎病已成为今天的高发疾病，很多人都会出现颈部酸胀、僵硬等不适。葛根的解肌功效，就是缓解颈部肌肉的紧张疲劳，常被中医用来治疗颈椎病，对办公室人员来说，作为颈椎的日常保健尤为适宜。

2. 生津止渴

肺、胃阴虚之证，常见口干舌燥、喜饮水、舌质干红少苔等，可配伍天花粉、麦冬等同用。如果患有糖尿病或者血糖偏高，有口干口渴表现的，建议买块状葛根冲泡，对控制血糖有一定的帮助。最好不要买葛粉，以避免商家为追求口感添加糖分，反而引起血糖的不稳定。

3. 升阳止泻

葛根有升发清阳，鼓舞脾胃阳气上升的功效。有些人大便偏稀，每天次数偏多，特别容易拉肚子，那么服用本品是不错的选择。如果湿热偏胜，常配伍黄连、黄芩等同用；如果偏于脾胃虚寒，多配合党参、白术等药。

临近年底，各种饭局多了起来。下面再隆重介绍一下葛根的花——葛花。

葛花，即野葛的未开放花蕾，一般取5～10g煎服或沸水冲泡，于酒席期间或者酒后当茶饮用，具有解酒的功效。如果你有饮酒的习惯，或者年夜饭应酬太多，不妨预备一些，网上就能方便地买到。

需要注意的是，葛根药性偏凉，如果属明显的脾胃虚寒者，也就是一喝冷水或一着凉就拉肚子的人，需要慎重服用。如果饮用后有不适症状，停用即可消失，不会有什么副作用的。

人参须——物美价廉的补气良药

今天和大家聊的人参须，就是我们通常所说的东北人参、生晒参、白参、高丽参、野山参、林下参等这类参的根须。在采挖、运输等过程中，难免会造成参须的脱落，脱落的参须价格会便宜很多，但功效和人参却相差无几，所以堪称物美价廉、性价比极高的药材。

参须具有大补元气、补肺益脾、宁心安神等功效，这非常适宜于特别容易疲劳的人群。例如在办公室上班成天无精打采、注意力不集中、登楼梯就气喘吁吁、讲话多了就气接不上等，这些都是气虚的表现，每天取3根左右的参须泡饮，一般2周左右就能取得一些效果。参须在中药店都可以买到，一包50g的大概100元左右，够吃一个月的了。

不知不觉，70后也已渐渐步入老年了，虽然有点难以接受，但这其实是有依据的，《素问·阴阳应象大论》里提道："年四十而阴气自半也，起居衰矣！"这就说明40岁左右肾中精气已经开始衰减了，而衰老每以气虚为常见的表现。如确实气虚了，适当的泡点参须喝喝，是个不错的选择。

千古名方生脉饮

今天向大家推荐一张中医经典名方，这张方子就是生脉饮，又名生脉散，最早出自金代医家张洁古的《医学启源》。原方由人参、麦冬、五味子三味药组成，这也是我很喜欢用的一张小方，虽只有三味药，但效果却非常好。其实后世有很多方子、治法都是在此方基础上衍生出来的。药物组合在一起构成方子，疗效较单味药要好很多，这也是中医学的一大魅力所在。

本方主要针对气阴两虚型的体质和疾病。气阴两虚是现代人的常见证型，就是气虚、阴虚同时存在的状态，主要表现为三大类症状：气少，汗多，脉虚。

气少，表现为乏力、特别容易疲劳、白天精力不振、讲话气短接不上，时而心悸。

汗多，表现为平时动一动就出汗，尤其天气炎热时，更是大汗淋漓。同时因多汗更加耗伤气阴，便会出现心烦、口干、口渴等症。

脉虚，表现为脉象虚细，搭脉的时候很容易体会到，脉象是非常细弱无力的。

方中的人参，也可以用党参、太子参来代替，尤以人参须物美价廉，堪作补气第一要药。麦冬养阴清热，治疗阴虚内热或热病伤津、心烦口渴。五味子养阴生津敛汗的作用很强，并能补虚劳、壮筋骨，兼补五脏。脉为血之道，得气则充，失气则弱。本方气阴双补而使血道充盈，脉气以复，故名生脉饮。

记得以前生脉饮做成的注射液，用于治疗低血压、休克，效果也是很好的，常被用作抢救药品使用。生脉，顾名思义，使脉管气血充盈，自然血压得以恢复。现在该方被做成口服液，就是生脉饮口服液，药店、医院里很容易配到，价钱不贵，有上述病情的患者可酌情使用。

如果自己配方的话，常用剂量：党参9g，麦冬9g，五味子6g。

党参可以用人参须 2 根代替，效果更好，煮水或者煎茶饮用均可。服此方不拘季节，尤其是即将到来的盛夏，暑邪耗气伤津，更宜敛气生津。服药期间也无需忌口萝卜，该吃啥吃啥。需要注意的是，如果舌苔很厚很腻的话，暂时不宜服用。由于每个人的体质等情况是不一样的，为安全起见，使用本方时，最好在专业医师的指导下使用。

抗郁良药——百合

今天向大家介绍的是百合，菜场很容易就能买到，是我们都吃过的普通食物。但大家是否知道，它竟还是一味有着抗抑郁疗效的良药呢！

百合的食用和药用部位，主要是它的鳞茎，能入心经，具有清热养阴、宁心安神的作用。对于某些精神紧张、焦虑、抑郁、精神恍惚、心情不舒等症，属"阴虚内热、余热未清"的，具有一定的疗效。

关于百合治疗情志病，早在 2000 多年前的中医经典著作《金匮要略》中，就有专门的记载，那就是《百合狐惑阴阳毒病脉证治》。"百合病"类似于我们今天的以精神恍惚为主要表现的情志病，书中有百合知母汤、百合地黄汤、百合鸡子黄汤、百合化湿散、百合洗方等以百合为主药的经典名方，可见百合的功效非同一般。

或许有人会问："这普通的食物，怎么会有如此大的功效？"有一句话说得好："在最对的时候，把最对的东西给你，那就对了。"这句话在中医治病的时候，一样是适用的。在识病和认证准确的前提下，选择合适的药物，那疗效就出来了。当然如进行恰当的组方配伍，那么疗效是更加明显的。

现举多年前的一个病例：

张某，男，32岁。因体检发现血糖升高，确诊为2型糖尿病。此后紧张焦虑已有2个月。虽经过治疗血糖控制尚可，但焦虑状态却未见缓解，每日精神恍惚不定，不思饮食，沉默不语，常独自一人外出闲逛，2个月内体重下降5kg。就诊时，舌边红，苔薄白腻，脉弦滑。考虑患者为糖尿病抑郁障碍，系由过度思虑造成肝郁化火，治以疏肝解郁、清热安神，予百合地黄汤加减：百合30g，生地黄30g，柴胡9g，黄芩9g，黄连3g，白芍9g，玉竹9g，郁金9g，淮小麦30g，酸枣仁15g，灵芝9g，半夏9g，朱茯神30g。1周后复诊，精神恍惚状态即明显改善，患者有一种突然醒过来的感觉，对之前2个月的异常状态也觉得难以理解。后以此方加减治疗2月余，诸症明显改善，血糖稳定，体重恢复正常。

百合还有一个功效是养阴润肺，对于肺虚有热、干咳少痰等症有一定的疗效，常和沙参、麦冬、贝母、甘草等药同用。而百合花，除了美丽和有美好寓意之外，也是一味具有安神、止咳功效的良药，可以泡茶直接饮用。

春天是万物生发的季节，人的情绪也要尽量得到宣发，这样才符合春季养生的规律。但春天也是焦虑、抑郁等疾病的高发时节。所以大家如觉得心情不舒等，不妨适当吃一些百合。

清心益肾——莲子

莲子是莲干燥成熟的种子，是我们所熟悉的食材和药材，分布于我国南北各省。《神农本草经》将之列为上品之药，称它"补中养神益气力，除百疾，久服轻身耐老，不饥延年"。历代医家应用莲子的经验，可概括为"清心、益肾、补脾、固摄"八个字。

我们最常服用的是莲子肉，即莲子去掉莲心部分，口味甘涩，具有补脾止泻、止带、益肾涩精等功效，常用于脾虚泄泻、妇女白带增多、男子遗精等病证。近日天气转凉，很多中老年人出现夜尿增多的现象，严重的会影响睡眠。此时服用一些莲子，则会大有裨益，既可和大米、小米等一起熬粥食用，也可和鸡肉等食材炖汤服食。

莲子心是莲子中央那个绿色的胚芽，味苦性寒，具有清心泻火等功效，适用于心火亢盛引起的失眠、口腔溃疡等病证，既可入汤剂，也可泡茶饮用，每次3g左右为宜。

莲的一身都是宝，下面再谈谈其他部位的功效。

莲须：是莲的干燥雄蕊，看起来像胡须一样，故名。其性平，味甘涩，具有固肾摄精等功效。我们常用的一种中成药，叫金锁固精丸，莲须就是主要的成分，足证其收摄之功。近代中医儿科泰斗徐小圃先生，在20世纪30年代以"清上温下"为治则治疗一种流行的"吃茶撒尿病"，疗效显著。其创制的"连附龙磁汤"中，莲须即是主要的成分之一。

莲花：具有活血、祛湿、消风等功效，可用于跌损、湿毒等病证。

莲叶：具有清暑利湿、升发清阳、开胃、止血等功效。

莲房：为散瘀止血专药，主治月经过多、赤白带下、产后胞衣不下等，常炒炭应用。

藕节：藕的连接部位，常炒炭应用，功在收涩止血，兼能化瘀，用于各种出血病证。

莲藕：是我们都吃过的食材，一盘糖醋莲藕，是饭桌上少不了的美味佳肴。

莲，不但给我们的健康带来这么多的益处，其"出淤泥而不染"的品质，更值得我们钦佩。

药食两用——生姜

生姜是我们日常生活必不可少的厨房佐料，更是一味绝佳的药材，很多中药方剂里都能见到它的身影。

生姜最主要的功效是散寒解表，常用于治疗风寒感冒，单味煎汤趁热服用，治感冒轻症，往往能得汗而解。还常常配合麻黄、桂枝等同用，作为发汗解表的辅助药，能增加发汗力量，比如桂枝汤、小柴胡汤里都少不了它。

生姜的第二个功效是温中止呕，主要用于胃寒引起的呕吐，既可单味使用，也可和半夏、竹茹、黄连等配合应用。

生姜的第三个功效是解毒，主要能解鱼蟹毒，以及服用生半夏、生南星所中的毒，常配伍紫苏同用。因此，我们食螃蟹时要用生姜作为佐料是很恰当的。

生姜经加工后会有一些其他功效，整理如下：

生姜汁：将生姜洗净后榨汁，每次取数滴用温水冲服，主要用于止呕和化痰。这种用法尤适用于幼儿，因幼儿很难配合服用较多的姜水，故直接取姜汁滴入幼儿口中，是个很好的办法。另外，妇女妊娠呕吐，也可服用适量姜汁以止呕。

生姜皮：即生姜的外皮，性味辛凉，功能利尿消肿，适用于小便不利、水肿等症。

煨姜：将生姜洗净，用纸包裹，放在清水中浸湿，然后直接放在火中煨，待草纸焦黑，姜熟为度；或直接放火中烤熟。其辛散解表的性能基本上没有了，主要用于温中止呕，适用于脾胃不和、恶心呕吐等病证。

干姜：将生姜洗净在水中浸泡几小时后，取出经过闷、润处理，切片晒干所得。主要功效为温中散寒，温肺化饮。①常用于亡阳厥逆、脉微欲绝，配合附子同用，增强回阳救逆之功。②用于脘腹冷痛、呕吐泄泻，常配伍人参、半夏、白术、甘草等。③用于寒痰咳喘，若见痰多色白而质稀之症，常与细辛、五味子等同用。

炮姜：将干姜与热砂同炒后制成，主要有温经止血、温中止痛的功效，对女性血虚宫寒引起的痛经、崩漏、月经淋漓不尽等病证有特效。

高良姜：是姜科植物高良姜的干燥根茎，是和我们所用生姜不同的另外一种姜。它的功效和干姜类似，主要起到温中散寒的作用。"良附丸"是治疗虚寒胃痛的良药，它的主要成分是高良姜和香附。

有前贤整理了姜的作用，言简意赅，摘录如下：

姜有四用：生者辛散之力较强，功能散寒解表、温中止呕；干姜辛散之力减弱，长于温肺化饮、温中散寒，且可用于驱寒回阳；煨姜辛散之力已失，而功偏于温暖脾肺；炮姜则具散寒收敛之性，善于止泻止血之用。前人所谓"生姜走而不守，干姜能走能守，炮姜守而不走"。

护肝良药——垂盆草

今天向大家介绍的是一味很常见的中药，在野外的山坡、岩石上，小区里，甚至你养的众多花卉里，都极有可能找到它——垂盆草。长相和名字真的很符合，又名佛甲草、石指甲草，为景天科植物垂盆草的全草。

有一个关于垂盆草的民间传说：

清代维峰脚下，有一个姓曾的农民，年40岁，子女各一，男耕女织，生活过得很好。有一天男主人忽然腹痛，里急后重，大便黏液脓血，一日20多次，急请当地医生治疗，百般无效。一天，女儿拔了一篮猪草回来，内中有很多石指甲草，他想起此草能治猪的腹泄，便要妻子煮一碗给自己配粥吃。刚吃二餐肚子就不痛了，连服3天，黏液脓血全止，痢疾痊愈。邻里人患同样痢疾者，也用此草配粥吃，全都好了。一传十，十传百，很多人都知道了石指甲草治疗痢疾有神效。

以前这味药确实不太被人们所重视，清代以来才逐步发现垂盆草的诸多功效。本品能入肝胆经，有清热利湿之功，具有良好的降低转氨酶的作用，所以被广泛用于急、慢性肝炎的治疗之中。现代人由于饮食习惯的改变，比如过食油腻食物造成脂肪肝、长期饮酒引起的酒精肝、误用药物引起的肝损伤等，本品都是重要的治疗药物。我曾经治疗过多例由各种原因引起的转氨酶升高的患者，服用含有本品的中药汤剂，普遍在一个月左右，转氨酶即可明显地降低。本品对于湿热内盛引起的口苦、胃口不好、小便黄赤等症，亦有良好的疗效。

垂盆草的中药饮片常用剂量是 10～30g，煎煮服用。现在医院和药店亦有成品——垂盆草冲剂，服用是很方便的。

此外，本品也常用于疮疡肿痛、带状疱疹、烫伤、烧伤、毒蛇咬伤等病证。民间治疗毒蛇咬伤，常常就地取材，用一把新鲜的垂盆草，捣烂取汁内服和外敷伤口，起到消肿解毒的作用。

母亲节里话知母

在中医学数千年的传承里，有很多我们耳熟能详的中药，比如当归、三七、合欢、佛手……要知道这些中药的名字可不是随便取的，而是有很多的含义和寓意。今天是母亲节，就和大家聊一味名字很特别的中药——知母。

知母这个药名2000多年前就有了，一听就是和至孝有关，药用部位是它的干燥根茎。《神农本草经》里记载知母"味苦，寒。主治消渴，热中，除邪气，肢体浮肿，下水，补不足，益气"。

知母的功效主要是滋阴降火，对于阴虚火旺引起的消渴、烦热、盗汗、心烦、咳嗽、便秘等病证都有很好的疗效。据我观察，很多中老年女性患者都有阴虚火旺的症状，在更年期或者产后女性身上更为常见。治疗这类疾病，知母是我很喜欢用的中药，和其他药物配伍，常能取得满意的疗效。

我想，古今很多医家应该都是心意相通的吧。比如《药性论》这本书里就说知母："主治心烦躁闷，骨热劳往来，生产后蓐劳，肾气劳，憎寒虚损。患人虚而口干，加而用之。"书中记载的这些病证，都是内分泌科女性患者常见的问题。最先给知母起名的那个人，可能就是观察到这味药治疗上述疾病的良好效果，而这类疾病的高发人群，恰恰就是我们的母亲，这才有感而命名的吧！

最后献上我最良好的祝愿，愿天下的母亲都能疾患消除，身体健康。

消积理气——莱菔

1. 莱菔，就是萝卜

我国是莱菔的故乡，栽培食用历史悠久，早在《诗经》中就有关于莱菔的记载。它既可用于制作菜肴，炒、煮、凉拌俱佳；又可当作水果生吃，味道鲜美；还可腌制泡菜、酱菜。莱菔营养丰富，有很好的食用、医疗价值，主要有下气、消食、利尿、润肺祛痰、解毒生津等功效。

萝卜品种很多，以我们最常食用的白萝卜为例，最常见的功效是消积理气。比如我们有时吃多了，消化不良了，腹胀难忍；或者着凉了，胃疼，需要打几个嗝才能舒服，此时不妨煮一碗萝卜汤喝，即可快速见效，更能省去就医的麻烦。其做法是：取白萝卜半个切块，放生姜 5 片（每片 1 元硬币大小），小葱一段切碎。趁热饮用，有很好的温中理气功效。

萝卜还有很多小偏方，现选摘几则有效且实用的简介如下：

（1）口腔溃疡：用生萝卜榨汁频频漱口。（《濒湖集简方》）

（2）治失音不语：生萝卜捣汁，加入少许姜汁同服。（《普济方》）

（3）治鼻血不止：生萝卜捣汁半盏，加入少量酒，烧煮后服用；也可将萝卜汁滴入鼻中。（《卫生易简方》）

（4）治偏正头痛：取生萝卜汁少许，患者仰卧，将萝卜汁滴入左右鼻孔中，有一定的止痛效果。

（5）治妇女崩漏：取生萝卜榨汁一碗，直接服用。

2. 莱菔子

萝卜一身都是宝，它的种子，叫作莱菔子，是一味具有很强化痰消食功效的中药。常用3～10g，煎服。比如我们所熟悉的化痰方剂——三子养亲汤，即由莱菔子、紫苏子、白芥子组成，用于痰多咳喘等症。莱菔子有2个小偏方可供参考：

（1）治哮喘遇过敏原即发者：莱菔子淘干净，蒸熟后晒干研细，加姜汁浸后蒸成饼，制成绿豆大小的丸。每服30丸。

（2）治牙齿疼痛：将14颗生萝卜籽研细，加乳汁调和，左痛点右鼻，右痛点左鼻。

3. 莱菔英

此即萝卜的茎叶，又名萝卜缨。具有消食导滞、清咽和胃等功能，还可理气散结，可酌情用于妇人乳结、乳汁不通等病证。

4. 地枯萝

此又名地骷髅、老萝卜头、老人头等，其实就是萝卜开花结实后的老根。功能利水消肿，适用于面黄肿胀、胸膈饱胀等症。

辛温解表的大葱

菜场里随处可见的大葱，除了作为食材之外，更是一味有着不凡治病功效的中药，在许多中医典籍里都能见到它的身影。今天就和大家聊一聊葱的治病功效。

中医理论认为，葱的性味是辛温的，归肺、胃经，所以它的第一个功效是辛温解表，主要用于治疗风寒表证。如果不慎感受风寒，出现头痛、鼻塞、怕冷、发热等症，而身边又找不到合适的药物，那么不妨就地取材，只需一小段葱白，记住一定要用葱白，加上几片生姜，直接煮水，趁热饮用，然后盖被子发发汗即可。

葱白辛温可通鼻窍，所以对慢性鼻炎出现的鼻塞、鼻子不通气、容易打喷嚏等症有一定的疗效。有上述症状者不妨适当食用，生吃、煮水、炒菜吃均可。

葱入胃经，有开胃的功效，有助于食欲的增进，同时它还有一定的杀菌作用。对于慢性胃病消化不良又同时合并幽门螺旋杆菌感染的患者，不妨在炒菜、做汤时适当食用，葱白葱叶均可。但毕竟葱对胃肠道有刺激作用，故患有消化道溃疡者不宜多食。

葱白的辛温作用能通阳气，散阴寒。对于女性痛经、受寒后引起的腹痛，以及小便不通等症，可取葱白数段，在锅中炒热，然后用布袋或者毛巾包裹，直接敷在疼痛处，可很快止痛。

此外，葱还有改善血液循环，降低胆固醇，以及壮阳等功效，可以说是功效多多，但需注意的是患有严重的皮肤疾病、眼病、多汗等情况是不宜食用的。

在我国北方人更喜欢吃葱，而南方包括江浙一带，则食用较少。这不禁让思考起一个问题：为什么哮喘的发病率，南方远远高于北方？又为什么现在的儿童患有哮喘的会如此之多？

这个现象的发生，一方面有地域气候等原因，但更主要的，则是饮食结构和习惯的原因。现在的小孩一般都会过多地食用酸奶、水果、乳制品、冷饮等阴寒厚味之品，这势必造成了肺中寒气的闭塞，以使肺气失于宣发，这便是哮喘发生的一个重要原因。

葱白是入肺的，中医把葱又叫"肺之菜"，《本草纲目》讲道："葱，生辛散，熟甘温，外实中空，肺之菜也，肺病宜食之。"这就是说葱的辛温发散之性，可以散发肺里的伏寒，以使肺气得到宣发。如果为了预防哮喘，不妨做菜时给孩子适当吃些葱。北方人吃葱多，哮喘发病少，也是有道理的。其实这和冬病夏治穴位敷贴疗法道理上是一样的，穴位敷贴就是用辛温发散的药物来拔除肺内的寒邪，而吃适量的葱则是由内而外地散发寒邪，这样的效果岂不是更好！

秋天的应季水果——柿子

秋天是收获的季节，在带来清凉的同时，一大批应季水果也纷纷上市，让人们大饱口福。今天就和大家聊聊我们都吃过但却未必了解的——柿子。

柿子别名米果，它属于秋天的时令水果，甜味居水果之首，因此又被称为"嘴甜的金果子"。柿子的营养价值很高，不仅仅是好吃的水果，更是一味作用广泛的中药，并且果实、叶、蒂均可入药，堪称一身都是宝，为古今很多医家所常用。

柿子味甘、涩，性寒，它的功效并不复杂，主要具有清热润肺、生津止渴等作用。所以，如果你出现口干口渴、咽喉干痛、口舌生疮、大便干结、痔疮疼痛出血等问题，属于阴虚内热的，不妨适当食用。柿子还能促进血液中乙醇的氧化，减少酒精对身体的损伤，所以也有一定的解酒功效。

柿饼由柿子经晒制等工序加工而成，具有口感好、保存时间长、携带方便等优点。柿饼的表面通常覆盖着一层厚薄均匀的白霜，这层白色是柿子的果肉水分蒸发时渗出的葡萄糖和果糖的凝结物，称为柿霜。柿饼和柿霜除作为传统的美食外，更是入药的佳品，较新鲜的柿子而言，具有更佳的润肺生津功效，并有一定的止血作用，对于患有肺结核、支气管扩张等咯血类疾病者，常食尤有益处。

柿叶，即柿子的树叶。近年越来越多的研究表明，柿叶具有清热、降压、降脂、祛斑等功效，对心脑血管有一定的保护作用，可以直接煮水或泡茶饮用。

柿蒂，即柿子的干燥宿萼。主治打嗝不止，一般用 5～10g，常和丁香、生姜等药同用。

需注意的是，柿子虽好，但不能多吃，也不能空腹时吃，更忌与酸性食物同吃。因为柿子含有大量的鞣酸、树胶和果胶，在胃内经胃酸的作用，就会沉淀凝结成块留在胃中，形成"胃柿结石"。结石不易粉碎，会引起胃黏膜充血、水肿、糜烂、溃疡。尤其不要吃未成熟的柿子，因为鞣酸在未成熟柿子中含量高达25%左右，而成熟的柿子只含1%。所谓"柿子捡软的捏"，看来是有道理的。

治疗失音的三味良药

时值岁末，各个单位、公司的辞旧迎新联欢晚会都在热烈地进行着，这可是"麦霸们"一展歌喉的大好机会。然而，由于平时不太唱，这一番狂吼之后苦恼却接踵而至，很多人嗓音嘶哑、语音低微，以至发不出声——失音了！

失音了怎么办？虽然这是一件可怕的事情，但只要尽早治疗，声音是可以很快恢复的，尤其是中医药是很有疗效的。今天向大家隆重推出三味中药，单用就有效果，当然联合应用效果会更好。

首先出场的是蝉蜕。对，就是夏天那个叫起来没完没了的知了所蜕的壳。失音绝大多数的病机是肺气失宣、风邪郁肺，此药宣肺开音之功效极佳，一般取3～10g，煎服。

第二个出场的是西青果，又名藏青果、西藏橄榄、诃黎勒果，是诃子的未成熟果实，一般取10g左右，煎服。

第三个出场的是桔梗，本品专入肺经，轻浮上升，有舟楫之称，能引药上行，直达病所，故治疗上焦病证多用之，是常用的利咽化痰中药。一般取 3～6g，煎服。

除了麦霸失音之外，有很多老师由于工作原因讲话太多，造成发音不扬，用此方法治疗，见效也是很快的。几年前曾接诊过一名歌唱家，3 天后就要演出了，却突然失音。我就给她开了这 3 味药。后来再遇见她时，她赞不绝口，述服药后声音很快就恢复了，没有影响演出。

防治感冒——牛蒡子

今天向大家隆重推荐的，是一味具有很好防治感冒功效的中药——牛蒡子。这个结论可不是空口说说的，而是十多年来本人在数千例患者身上亲自验证得出的。

牛蒡子是菊科植物牛蒡的成熟果实，具有疏散风热、利咽消肿、止咳化痰、透疹、清热解毒等功效，本人主要用于外感后的咽痛、咳嗽等症。服用方法是用水煎服，也可以先用沸水烧开 5 分钟后再当茶饮用，每次 10g 左右，小儿酌情减量即可。

我们先来分析一下感冒的主要特点：

首先，最容易发生在季节交替和天气乍冷乍热之时，穿衣起居不当而感受风邪，最开始的表现是怕冷、发热、鼻塞、流鼻涕、打喷嚏、头痛等。这是感冒的第一阶段，这个阶段的预防和治疗，我的建议是服用桂枝汤。

第一阶段的症状在很多人身上的停留时间可能很短，可能 1 天左右，就进入了第二阶段，风邪入里化热，出现了咽喉肿痛、咳嗽、咯痰等症状。这时由于表邪尚未散尽，所以最典型的表现是怕冷、发热、鼻塞、流鼻涕、打喷嚏、头痛、咳嗽、喉咙痛等症。在这个阶段，牛蒡子便可闪亮登场了，治疗原则就是外散风寒、内清咽热，以桂枝汤加牛蒡子作为基本方，轻症覆杯可愈，重症酌情加减即可。

由于现在人体质普遍偏弱，抵抗力下降，所以第二阶段在大多数人身上会停留很长时间。如果怕冷、发热、鼻塞、流鼻涕、打喷嚏、头痛这些外感风寒症状都不明显了，那便进入第三阶段——单纯以咽痛、咳嗽为主要症状的阶段。此时如果症状不严重，单纯服用牛蒡子即可，这个效果可远比"川贝粉炖梨"要好多了。如果病情较重，可酌情配伍金荞麦、玄参、射干等药同用。

在很多有名的方剂中，都能找到牛蒡子的身影，比如治疗风热感冒的银翘散、治疗乳痈的瓜蒌牛蒡汤、张锡纯治疗阴虚劳热咳嗽的资生汤、沪上知名的石氏伤科的牛蒡子汤等。

安神敛阴——五味子

今天向大家介绍的是一味用途很广的良药——五味子。五味子，也被称为五梅子、山花椒等。中医认为，本品味道甘酸，不过果核则是苦咸夹涩，所以才被叫作五味子。本品最早被列于《神农本草经》上品中药，具滋补强壮之力，药用价值极高。

五味子五味俱备，唯酸独胜，善于收敛，性温而不偏燥热，能入肺肾，一般取 3～10g，沸水煎服饮用。它的主要功效如下：

1. 宁心安神

现今人们普遍熬夜、睡得晚，白天工作又要劳心耗气，这便会造就"气阴不足"的病变基础。当患者表现为心慌反复发作，常伴有早搏、夜间入睡困难或者很容易醒时，五味子便是很好的选择，常配伍人参、麦冬、酸枣仁等药同用。

2. 收敛止汗

五味子虽五味俱全，但以酸味为主，具有很好的收敛止汗功效，无论自汗盗汗，均可应用，常配伍龙骨、牡蛎、瘪桃干、糯稻根、浮小麦、乌梅等药。

3. 益肾固摄

多用于男子遗精、久病泄泻等病证。现在很多中老年人深受小便频繁之苦，严重的一个晚上竟然起夜小便 10 次之多，这样睡眠也完全无法保证。这大多是肾亏造成的，服用五味子补肾固摄常收良效，多配伍桑螵蛸、补骨脂、吴茱萸等同用。

4. 生津止渴

本品酸能生津，用治热伤气阴、脉虚口渴，常配黄芪、人参、麦冬、乌梅、天花粉等同用。

5. 敛肺止咳

常见慢性咳嗽连续数月不止，或者急性暴咳日夜不休，本品则有极佳的止咳之效，常和干姜、细辛一起应用。干姜、细辛、五味子，这三味药的组合首见于《伤寒论》的小青龙汤。后世很多医家都对这个组合极为重视，用于顽咳久咳常收良效。需要注意的是，如果痰热之象明显，需在清肺化痰治疗的基础上斟酌使用。

此外，五味子还可治疗慢性肝炎的转氨酶升高，可在辨证的基础上酌情选用。

抗过敏良药——苍耳子

苍耳子，大家都很熟悉，如果去田间地头走一圈，裤脚上往往不经意间就会粘上几颗。当然，现在城市化生活比较普及，乡间野地去得少了，但童年的美好回忆却仍然历历在目——你们有没有把它偷偷粘在同学们的头发上、衣服上啊？

自古以来就不乏描写苍耳的诗句，比如 2000 多年前的《诗经》写道："采采卷耳，不盈顷筐；嗟我怀人，置彼周行。"苍耳子更是一味常用的中药，具有祛风解表、通鼻窍、祛风除湿、止痒等功效，为历代医家所赏用。这味药也是我非常喜欢用的，临诊所得，只要辨证得当，疗效是非常显著的。

1. 它具有很好的通鼻窍功效

用于治疗过敏性鼻炎引起的鼻塞、流鼻涕、打喷嚏等症状，常和白芷、细辛、干姜、薄荷等药同用。这里有个小偏方：取苍耳子

50 粒，打碎，用 50g 麻油文火煮炸，去苍耳取油，装入干燥洁净的玻璃瓶内备用，每次用棉签蘸油少许涂于鼻腔。据文献报道，疗效显著。

另外，我发现有些朋友鼻炎的发作和长期大量的吃水果有关，这是因为水果的凉气伤了人体的阳气，从而引起和加剧了鼻炎。

2. 它有很好的祛风除湿止痒功效

过敏性皮疹、荨麻疹等皮肤病，很多都和过敏有关，机体和过敏原发生反应，在皮肤上表现出风、湿、热、痒等征象。苍耳子的祛风除湿止痒作用，其机理类似于解毒抗过敏。一般不单独使用，加入辨证论治的汤剂中疗效方佳。

3. 它能对抗过敏性咳嗽

咳嗽变异性哮喘，这是近十余年来高发的疾病，尤其在儿童身上，其主要病因和儿童免疫力下降、接触食物粉尘等过敏原有关。在辨证准确的前提下，汤药中加入苍耳子，常效若桴鼓。

需要注意的是，苍耳子有轻微的毒性，所以不宜长期大量地服用。如果剂量适当并且用时煮透，那么其毒性则大为降低。本药应在医生指导下开具和使用。

减肥茶饮——代代花

今天向大家推荐一款适合减肥的茶饮——代代花。它并不是我们平时所常见的花，而是跟橘子之类是近亲，因其香浓味醇，故为人们所喜爱和品饮。

代代花的名字与它的果实生长形态有关，头一年结的果实留在树上过冬，第2年又会在同一枝头上开花结新果，二代果实长在同一棵树上，故这个名字有代代相继之意，又名玳玳花、青橙、酸橙花等。

它的幼果为枳实，成熟者为枳壳，都是常用的中药。代代花来源方便，在医院、中药店里都能配到，主要起到行气宽中、化痰消积的功效。每次取6g左右，沸水冲泡即可。有一股很浓郁的香气，口味略苦带有回甘，饮用后有一种沁人心脾的舒适感，很适合夏季饮用；也可以根据喜好，适当加一点普洱茶和绿茶，口感更佳。

本品主要起减肥的作用，也有一定的美容和缓解便秘的功效。当然，减肥是不能完全依靠药物的，控制饮食和增加运动量才是减肥取效的前提。

第五篇

治验随笔

患者是医生最好的老师

这是十多年前的一个故事，那时的我还是一个初出茅庐的小医生，故事很简单，但至今仍让我难以忘记。现在回想起来，还是有很多地方值得回味的，所以今天就把它写下来。

这天，一位中年男子在友人陪同下前来看诊，他姓沈，45岁，患有哮喘病已经5年多了。他看起来还是很年轻的，坐在那，一边讲话一边气喘，时而咳嗽几声。

发病过程是这样的：刚开始生病时，他很着急地四处去看，但西医的治疗就是补液激素，以及喷雾器吸入，一开始有点效果，后来效果就不怎么好了。由于顾虑激素的副作用，加上虽然气喘，但平时的工作和生活还是可以进行的，于是他就不在乎了。除非喘得实在太厉害，才会去医院输液，平时就抱着"由它去"的心态。这几年里也看过几个中医，吃过中药，但疗效并不明显。

因为友人多年的顽疾曾被我治愈，对我很是信任，所以今天硬把他拉过来看病。他平时咯痰稀白，胃口、大小便均正常，睡眠也还凑合。听诊时，两肺布满的哮鸣音，提示了病情是很严重的。舌质干，有很多裂纹，舌苔少，脉象细滑。

这么严重的哮喘，光靠中医治疗能行吗？我也没有十足的把握。而且，患者的舌质干红、裂纹、少苔，这应该是阴液不足啊，如果用辛温的药物，是否会加重阴液的损耗？我犹豫了很久，决定给他开具一剂具有宣肺、平喘、化痰作用且比较平和的二麻四仁汤：炙麻黄 6g，麻黄根 6g，桃仁 6g，杏仁 6g，白果仁 6g，郁李仁 6g，百部 9g，款冬花 9g，炙甘草 6g。

出于谨慎，只开了 3 剂，并叮嘱患者一定要来复诊。如服药期间哮喘加重，一定要及时去看急诊。

3 天后，患者前来复诊。让我郁闷的是，竟然毫无效果！仍然是那样地一边讲话一边气喘，二肺哮鸣音满布。

我深入地思考，之所以无效，是否应该和我过于顾虑他的舌象有关呢？这样的舌象，教科书上说是阴虚，但也有一些名医的著作里，提到过"真寒假热"证的辨析，其中就有对舌象的判断。患者目前气喘如此严重，应属肺气不宣、肾不纳气，不妨这次就不要考虑舌象了，以"小青龙加附子汤"治疗，温肾宣肺：炙麻黄 9g，麻黄根 9g，杏仁 9g，干姜 6g，五味子 6g，细辛 3g，桂枝 9g，白芍 9g，半夏 9g，陈皮 9g，炙甘草 6g，附子 9g，磁石 30g。因患者没有时间，所以这次开了 7 剂。

1 周后复诊，令我大吃一惊，没想到会如此有效，肺里的哮鸣音竟然完全消失了！安静时气急已不明显。他也非常高兴。后来又陆续看了半年，其间哮喘没有发作，病情稳定。

有一位传道授业解惑的良师极为重要，是每位医生的学医之路都必不可少的。在此基础上，"实践出真知"这句话提示了在看病的具体实践过程中所得到的收获，也是获得"真知"的重要途径。"患者是医生最好的老师"，这句话是很恰如其分的。这就好比一个练武之人，很刻苦地学会了很多招式，如果不经过实战，那只能是纸上谈兵，只有实战之后的体会才是真正的体会。

故事已经过去十多年了，在医林里，我大概最多算得上是一个刚会爬的婴儿，但和之前比较，自诩医术还是有了很大的长进的。这首先要感谢我的患者，我的每一点进步都离不开你们对我的信任和支持，哪怕一次、两次看不好，也仍然信任并配合我完成治疗。

［按］这是十几年前的故事，文中所用的西药和治法，现在看来可能有些过时了，但在当时确实是主流和先进的。另外，文中的处方是我为患者量身定制的（我以前的所有文章都是这样的），不具有普遍性，有相似症状的患者需要找医生看诊，不宜原方照抄。

发热7天1剂而退

沈阿姨，56岁。1周前，她们一家人去广州游玩，很是尽兴。但是当天夜里，也不清楚是什么原因，沈阿姨发烧了，体温高到39.8℃。她以为是感冒，就随便吃了点抗生素和感冒冲剂，但一连3天发热都不退，并出现了颈前疼痛，于是连夜赶回上海。

回沪后，她马上去看了急诊，经检查胸片正常，血常规白细胞轻微升高，咽喉有点充血。急诊科医生当作扁桃腺炎来治疗，予抗生素补液治疗3天，发热仍不退，体温始终徘徊在39~40℃，并且颈前疼痛更加明显。

沈阿姨很相信中医，这次发烧一直不好，于是便来找我看诊。她除了发烧外，没有明显的咳嗽和气喘，痰也不多，咽喉虽略充血但并不严重。主要的发现是颈前部触痛很明显，双侧甲状腺肿大，颈部淋巴结肿大，舌质红，苔薄白，脉滑数。

我考虑这应该是"亚急性甲状腺炎"，中医属风温病，治拟疏散风热、理气散结。方药如下：金银花9g，连翘9g，桑叶9g，白菊花9g，白芥子15g，枳壳15g，桔梗9g，生甘草6g，南沙参15g，浙贝母9g，牛蒡子9g，柴胡9g，黄芩9g，蝉蜕6g，板蓝根15g，大青叶15g。

服药当夜，沈阿姨体温即下降到37.0℃，颈痛明显缓解。此方坚持服完1周，诸症痊愈。

[按] 亚急性甲状腺炎的特点是起病急，常伴有发热，多见于女性，典型表现是颈前甲状腺部位的疼痛和触痛、甲状腺肿大等，常伴淋巴结肿大。甲状腺摄碘-131率明显降低可作为明确诊断的依据。西医一般用激素等药物治疗，中医一般采用疏风清热等治则。此病我先后治疗过十余例，均用中药取得良好的疗效。

三点钟的惊梦

沉闷的夜，没有一丝风。

天很暗，月亮却又大又圆，照得一大片鱼塘泛起粼粼的白光。

岸边一个小房子里，我忙碌了一天正沉沉地睡去。

太闷了，闷得透不过气。

憋得醒了过来，睁眼往外一望，不好！

白花花的一大片白肚皮漂在鱼塘里，鱼浮塘了！

我的全部家当啊！鱼要是死了，欠的钱怎么办？孩子读书怎么办？绝对不能死！

赶紧跑出去，打氧气，可鱼还是一条接一条地翻上来。我索性跳进水塘里，把鱼往下按，但按下去就浮起来，并且越来越多，一眼望不到边的白肚皮，把自己埋了进去……

啊！一声凄厉的惨叫声划破了寂静的夜空。刘木匠惊叫着坐了起来，豆大的汗珠顺着脸颊流下。又是这个梦！一看时间，3点整！

刘木匠不到40岁，看起来眼神木讷，很憔悴，比实际年龄老了很多。"5年了，我每个礼拜都要做几次这个梦，晚上睡不好，弄得白天也无精打采的，干活常常出错，实在是受不了了，所以请您帮我治治。""是啊，他半夜大喊大叫的，我们都给搞得睡不好"，一旁的工友补充道。

原来，5年前，刘木匠向银行贷款养了一塘鱼，但因为天气闷热加上一时疏忽，那天夜里3点，鱼缺氧浮塘了。他吓坏了，虽然经过一夜的奋战，这塘鱼总算保住了一半，但他受此惊吓，常在梦中惊醒。

"那次受到惊吓，我就不再养鱼了，还好我会一手木工活，所以就来上海打工了……吃安眠药也没用，我睡得着，就是做这个梦，而且时间很准，就是3点"，他抬起头，很肯定地答道。

小迷同学还在读研究生，每周抽半天来跟诊学习。她热爱中医，是一个很爱提问题的学生，戴着一副大大的眼镜，不放过任何一个机会。由于性格大大咧咧的，经常容易犯错，所以人送外号"小迷同学"。

"舌质偏黯，舌苔厚腻，脉象滑数。小迷同学，这次如果你来开药，会开哪个方子呢?"我问道。

小迷吐吐舌头，想了一下："嗯，我会给他开酸枣仁汤，再加上一些重镇安神的药吧。"她有点不敢肯定，学校里开中药的机会并不太多，她也只是读《方剂学》时背了几首常用的安神方。

"可是，他是睡得着的呀，他的特点是准时做梦惊醒，而且你看看他的舌头、脉搏，都不是酸枣仁汤的适应证啊!"我说道，"这是心胆虚怯、痰火扰心，当从清心化痰为治，首先应该考虑用温胆汤!"小迷有些不解，但还是点了点头。

制半夏30g，朱茯苓30g，陈皮9g，炙甘草6g……很快处方开好了，"这副药每天煮1次，晚上临睡前趁热喝下即可，要多煮一会儿，大概烧开后再煮1个小时吧!"我嘱咐道。刘木匠满怀信心地点点头："好的，我一定认真服药!"

沉闷的夜，没有一丝风。

天很暗，月亮却又大又圆，照得一大片鱼塘泛起粼粼的白光。

岸边一个小房子里，我忙碌了一天正沉沉地睡去。

太闷了，闷得透不过气。

醒了，出去走走！

鱼塘风平浪静，小渔船静静地停在岸边，水很清澈，鱼儿在水里欢快地游动，什么事都没有。

回屋，接着睡。

复诊时，刘木匠说，喝药当天，就做了这个梦，他解脱了。此后，每夜都可安睡，再也没做过那个惊梦。

不敢独自睡觉的女白领

"已经有一个多月没怎么睡觉了，半夜总是觉得有什么东西在家里，好害怕，是不是真的闹鬼了……"小李满脸的疲惫，已告诉了我，她目前糟糕的身心状况。

小李今年35岁，是一家公司的女白领，性格活泼开朗，但天生胆子很小，晚上经常不敢一个人睡，不过以前的睡眠质量还是可以的。结婚已经5年，喜欢孩子的她，却一直没有受孕，经过多方检查，也没有找到具体的原因。于是夫妻开始尝试试管婴儿技术，但遗憾的是，接连3次都失败了。药物的副作用开始凸显，她月经周期不准、量少，经常无缘无故地发脾气、失眠。

"大概1个多月之前，睡着睡着，突然醒了，一睁眼，发现屋里有一个人影！吓得我急忙起来，屋里找了个遍，但什么也没找到。

从那以后，这1个多月里，基本上就没怎么睡着过。一个人根本不敢睡，由于老公经常出差，就和父母、好友一起睡，但还是无法入眠，就算偶尔睡着了，也会突然惊醒。我都要崩溃了！"她沮丧地叙述着病情。

她的舌尖、舌边偏红，苔薄白，脉寸关俱滑而尺脉沉弱。"你这个病并不是什么鬼魅作祟，而是中医的阴血亏耗、心火上亢、心肾不交之证，当前阶段应该以养血清心、补肾安神为主。因为病情复杂，所以药味也偏多一些，尽量全面地治疗，相信一定会好起来的！"我一边说着，一边开出了药方：淮小麦、炙甘草、百合、地黄、黄连、阿胶、朱茯神、磁石、珍珠母、酸枣仁、灵芝、香附、当归、柴胡、黄芩、白芍、半夏、蝉蜕、僵蚕、茯苓、红花……我叮嘱她一定要自己煎药，每天服药2次，尤其晚上这次要煎得浓一些。

1周后复诊，疗效出人意料的好：她服药当夜，就足足睡了6个小时，虽然还胆小，需要有人陪着睡，但再也没有惊醒过。

几例有趣的失眠

这些年看了不少失眠患者，有很多让我印象深刻。比如一位半夜3点必然惊醒的渔民，一位回到自己家里就无法入睡的女士，以及一位极其严重以至3年没合过眼的年轻女子。这其中也有一些有趣的"失眠"，现在想想很值得回味。

（一）陈女士，36 岁

最近 3 个月睡眠不好，寻求中医治疗。仔细问下来，她的情况是这样的：晚上 10 点准时睡觉，早上 6 点多醒，然后再躺一会儿，7 点起床，中间睡得也挺踏实。但是这 3 个月早上 5 点就醒了，其他情况同前，她觉得很难受。其实她可以保证 7 个小时充足的睡眠，质量也很高，从失眠的定义上来说，这其实不算失眠的。但她反复诉说，这是令她无法忍受的事，缺少的这 1 个小时的睡眠，已严重影响了她的工作和生活。我当然也对她进行了科普，比如告诉她睡眠和年龄、季节都有关等，但好像作用并不大。所幸经过几周的治疗，情况有所改善。

（二）王老伯，62 岁

他看起来精神抖擞，面色红润，是他老伴曹阿姨硬"抓来"看病的。原来他这大半年睡眠时间很少，大概每晚能睡 4 小时左右，而其他时间都沉溺在打麻将的乐趣里，成天和牌友玩乐。我问他有哪里不舒服？睡得这么少难受吗？他摇摇头："没任何不舒服，成天都很开心。"当然这样的生活习惯，对一位 60 多岁的老人来说是很不好的，长此以往很可能会发生心脑血管意外，所以我批评了他一番。不过回想一下，对于一个有着良好爱好和事业的人来说，睡眠少一些应该也不要紧的，比如很多科学家每天只睡 4 个小时左右，依然精力充沛。

（三）小张，女，25 岁

看诊时一副无精打采神情，显然睡眠质量很差。她说，她是一位事业有成的女老板的秘书，老板待她很好，收入也颇丰，但是这位女老板有个保持了多年的特殊习惯，就是工作2天2夜，然后才睡1觉。而工作的这2天2夜里，她的2位秘书每人1天1夜，也必须陪她，不能睡觉。就这样过了半年，小张的睡眠质量极差，觉得快要崩溃了。怎么办？这可不是光靠药物就能解决的，实在不行，还是换个工作吧。

（四）李老伯，75岁

诉多年来睡眠质量很差，半夜1点就醒了，然后再也睡不着。我问他几点上床睡觉的？他答道："晚上7点吃完饭以后就觉得困，然后就睡了。"这样算下来，晚上7点到凌晨1点，有足足6个小时的睡眠时间啊！睡这么多，半夜1点当然睡不着了。我的医嘱就是让李老伯晚点睡，晚上尽量找一些娱乐活动，同时帮他开具了益气醒脑的中药，经过几个月的治疗，他的"失眠"很快就痊愈了。

这几例患者到底算不算"失眠"呢？很值得进一步探讨。人体的构造是复杂多样的，还有很多未知等着我们去探索。失眠症的治疗，除了药物治疗和心理疏导外，培养良好的兴趣爱好也是很重要的一环。上床睡觉的时间太晚、太早都不好，10点左右还是比较合适的。

失眠的同病异治

今天，一家三口又来复诊了，他们都是睡眠不好来看诊的，虽然病情看起来差不多，但经过辨证施治，我为他们每个人开具了独特的处方，2周后，都取得了很好的疗效。

（一）治病必求本

男孩子今年10岁，每晚总是在床上辗转半小时许才能入睡，天不亮就醒了。平时大便不太通畅。舌质淡红，苔薄白腻，脉细滑。考虑这和"水饮"有关，开具了以五苓散为主的处方（猪苓6g，茯苓6g，泽泻9g，肉桂3g，白术6g）。方中并无一味安神之品，但服药2剂后睡眠即很踏实，收效显著。"治病求本"是一条重要的法则，抓住了患病最主要的病机是水饮为患，这和小朋友平时喜欢吃酸奶、冷饮等容易滋生寒湿的食品有关，故这类食品应尽量少吃。五苓散是治疗水饮病的主方，功在化气行水，故方中虽无安神之品，但饮去而寐安，实为治本之法。

（二）治病要寻因

爸爸今年38岁，睡眠不好已经3年多了，常常夜间醒来。细细询问病史，发现他一直有慢性鼻炎、咽炎，夜间常常打呼噜，醒来时常有憋闷之感。舌质偏干，苔薄，脉细略滑。辨析后，考虑患者虽主诉失眠，但主要病因和鼻炎引起的缺氧有关，故先予以辛温通窍利咽之剂改善缺氧：桂枝9g，白芍9g，辛夷9g，白芷6g，薄荷3g，炙甘草6g，细辛3g，南沙参15g，黄芩6g，羌活6g，连翘6g，白术9g，茯苓9g，金荞麦15g，西青果6g，玄参15g，牛蒡子9g，苍耳子6g，桔梗3g。服药2剂后，睡眠即明显改善，呼噜也慢慢地少了。中医治病最忌盲目地对症治疗，比如见到失眠即处以安神之品，而是要尽量寻找到发病的原因，病因祛除了，病自然就好了。该患者予以辛温通窍利咽之剂，鼻窍通畅缺氧改善了，睡眠自然就好了。

（三）治病重诊脉

妈妈今年也是 38 岁，病程最长，睡眠不好已经 10 年了。入睡困难，容易醒，多梦，容易烦躁发怒，胃纳欠佳，怕冷风，面色萎黄，精神不振，舌红，苔薄白，寸脉滑、尺脉沉。烦躁易怒为热，怕冷恶风又为寒象，寸脉滑为心火旺，尺脉沉为肾水寒，综合考虑为寒热错杂之象，故治宜泻心火、补肾水，以期心肾交融：黄芪 15g，知母 6g，黄连 3g，肉桂 3g，磁石 30g，茯神 15g，酸枣仁 15g，灵芝 6g，川牛膝 6g，熟地黄 30g，防风 9g，白术 9g，五味子 9g，淮小麦 30g，狗脊 9g，珍珠母 30g，麦冬 9g，红花 6g，生姜 3g，太子参 9g。服药 3 剂后，睡眠即明显改善。

鼻炎治验二则

鼻炎，虽谈不上是啥大病，但却会让人十分难受：鼻塞、打喷嚏、流鼻涕，严重的还会影响睡觉；因呼吸困难造成缺氧，对学习和工作也会产生极大的影响。

鼻炎，也是一种难治的疾病，我们最常使用的滴鼻液，也只能使症状暂时缓解一会儿，并且用久了还会产生耐药性。某些医院的手术切除腺体疗法，在中医看来却犹如自毁长城，不仅疗效很难确定，而且对身体的抗病力还会产生难以预料的影响，除非万不得已，否则尽量不要去做手术。

本人多年来诊治过的多例鼻炎，无论是成人还是儿童，绝大多数都能取得良好的效果，现举2例病案如下：

（一）陈宝宝，男，4岁

1年以来，每天早上起床时，或者受冷空气刺激后，即打喷嚏，时常连打数十个。平时鼻塞，夜间因鼻子通气障碍而"打呼噜"，影响睡眠。体型偏瘦，胃口欠佳，容易感冒。西医诊断为"腺体肥大"，建议手术。舌质淡红，苔薄白腻，脉细。此证当属表虚、脾虚、鼻窍不宣，治以健脾固表为主，疏方如下：桂枝6g，白芍6g，炙甘草3g，红枣6g，干姜3g，细辛1g，苍耳子9g，白芷6g，辛夷6g，连翘6g，鸡内金6g。1周后复诊，家长欣喜告知，打喷嚏和打呼噜都有明显好转，本已安排好手术时间，现决定不做手术了。后来陆续治疗半年左右，当然处方也会在上方基础上有所调整，原鼻炎症状明显地改善，胃口很好，体质明显地增强。

（二）孙宝宝，男，6岁

鼻塞3个多月，伴有流黄脓鼻涕，影响睡眠。胃纳尚可，二便调。"鼻为肺之窍"，此证中医称为"鼻渊"，乃肺胃热甚闭阻肺窍引起，治以清宣肺胃：桂枝6g，白芍6g，炙甘草3g，生姜3g，细辛1g，苍耳子9g，白芷6g，辛夷9g，连翘9g，桑叶9g，白菊花6g，枇杷叶9g，蒲公英15g，羌活6g，葛根9g。复诊诉服药后疗效显著，基本痊愈。

小方巧治久咳病

现在我们去看中医，医生开的药方，基本上都在 10 味药以上，开具二十几味，甚至三十几味药的，也并不罕见。这和患者的体质问题、药材的质量问题，以及疾病的复杂问题等都有关。到底开多少味药合适？我想疗效是检验真理的金标准。只要能看好病，开 30 味、开 50 味药，或者高手只开 1 味药、2 味药，都自有他的合理之处。反之，有些人自我吹嘘仅靠 8 味药、10 味药搞定所有病的，如果真实疗效一塌糊涂，那反倒是对患者极为不负责任的行为。

我们翻开医书，会发现古往今来，有很多治疗疾病的小方子，一般由二三味药组成，方简效佳、直达病所，值得我们重视和深入学习。最近我就有一则小方治病的验案：

周女士，38 岁，公司白领。

长期在空调环境下工作，特别怕冷、怕风，上班时总要比别人多穿些衣服。2 年多来时有咳嗽，经他医膏方调治，疗效欠佳。近 3 个月来咳嗽加剧，每日白天咳嗽百余声，咯痰不多，夜间尚可。舌质淡红，苔薄白腻，脉细尺沉。考虑为表虚痰饮内伏，治以固表清咽、温肺化饮，以小青龙汤为底方加减，药方共 17 味药，同时每日服用人参粉 3g 以补益肺气。治疗 1 个月余，咳嗽好转约一半，每日白天咳五十余声。又以此治则加减治疗 1 个月余，除怕冷略好转外，咳嗽仍旧每日五十余声，白天受凉即咳。

反思此病例，我考虑患者应为肺寒咳嗽，传统的治疗方法此时也许并不特别适合，过多的药物反而会影响疗效，不如改以效专力宏的小方一试。我想到了出自《伤寒论》专治肺痿咳嗽的"甘草干姜汤"，原方仅由甘草、干姜两味药组成，有良好的温肺止咳之效。我给周女士开具的处方是：干姜6g，炙甘草6g。先沸水烧开10分钟，然后当茶饮用。1个月后，她反馈效果非常好，咳嗽已减少到每日20声左右。原方再加杏仁，以加强止咳之效：干姜6g，炙甘草6g，杏仁6g。服法仍然是沸水烧开后当茶饮用。1个月后，她非常高兴地反馈，咳嗽已基本没有了！并说这茶味道很好，还要继续喝一段时间。就这样，这3味药组成的茶饮，她又陆续喝了半年。历时2年多的久咳已告治愈，怕冷也有明显的好转。

走遍天下与寸步难行

这是今年2月份的一天，刚过完年，申城的天气还很寒冷，田阿姨在友人的陪同下前来看诊。她是一位76岁的老人，略微偏胖，坐在我面前，在这样还很冷的天气，汗水竟然顺着脸颊滴下！

田阿姨的主要问题就是出汗，白天、晚上都有，稍微多做点家务，或者活动稍多，汗就会出个不停，晚上虽然会好一点，但也会一阵阵地冒汗，每天内衣要换好几件，这种情况竟然已经持续有2年多了。这2年里，她看过西医，没查出其他严重的问题，也陆续看过几名中医，可惜并没有什么疗效。平时特别怕热，但是下肢怕冷、胃口、大小便、睡眠这些情况尚可，舌质色泽略红，苔薄白腻，脉滑数。

不知不觉行医已20多年了，对于汗证早有关注，并略有心得，十几年前曾在《上海中医药杂志》上发表过论文——滋阴养血健脾和营法治疗老年盗汗，在当时有那么一二年的时间里，用这个方法陆续治好了将近100个老年人出汗。可视作当时的一次小结。该方组成：生地黄、五味子、天花粉、山萸肉、鸡内金、山药、白术、桂枝、白芍、黄芪、知母、防风、龙骨、牡蛎等。当然，这个方法也不是万能的，在后来的临证中，我看过越来越多的汗证，其中不乏辗转求治多医无效，经我之手而治愈者。这些年来也陆续总结出了一套治疗汗证的经验，比如：老年人出汗，常以"滋阴养血健脾和营方"为基本方加减；气虚合并营卫不和者，常用桂枝汤合用玉屏风散；更年期阳明热盛者，常用白虎加人参汤、竹叶石膏汤；阴虚火旺，常以当归六黄汤为主；湿热蕴蒸者，常用三黄汤合并藿香正气散；阳虚出汗者，常以桂枝汤加附子、龙骨、牡蛎等；一些特殊的汗证，也用过乌梅丸、血府逐瘀汤等。总之，绝大多数的汗证基本上都可以取得疗效。

下面言归正传，再说说田阿姨。

我考虑她出汗日久，多汗伤阳，阳气亏虚，故以桂枝加附子汤为基本方治疗。1周后复诊，诉毫无效果。

一些疑难疾病的诊治是非常困难的，因为症状背后的原因，寒热虚实是极难判断的。田阿姨脉象滑数，初诊温阳无效，我考虑应该是阳明热盛，处以白虎人参汤加减。1周后复诊，有好转。但第2周、第3周，她觉得和治疗前一样，效果不佳。

于是我又以"滋阴养血健脾和营方"合并当归六黄汤加减，1周后复诊，有好转。但第2周、第3周，又觉得和治疗前一样，效果不佳。

我有些没有头绪了，建议田阿姨另投明医。但是她坚定地表示，名医也看过，都没什么效果。百分百地信任我，就在我这里治疗，绝不去别处！我只好硬着头皮继续治疗，能想到的方法几乎都用了一遍，其中清上温下的乌梅丸合并白虎人参汤，用了将近2个月，也是这样，前面3周好一些，后面效果又不明显了。就这样4个多月过去了，田阿姨仍然每周很早就来排队坚持看诊，而我却黔驴技穷，毫无办法可用，真有寸步难行之感。

带着疑惑，一天下午，我把关于汗证的主要书籍都看了一遍。书中，似乎能用的方法都已用尽，下面该如何治疗呢？我归纳了一下田阿姨的主要特点：其一，大汗不止，日夜均有。其二，病程长，已2年余。其三，清热寒凉药物治疗无效。这样分析下来，主要病因应该还是阳虚，这包括本身体质的阳虚和"气随汗脱"引起的阳虚。看来，我似乎走了一段弯路，其治法在《伤寒论》中早有记载，"发汗，遂漏不止……桂枝加附子汤主之"。也就是说，初诊时我的思路应该是没错的，也许错就错在治疗时间不够，同时被患者的一些假热现象给干扰了！

于是，从 6 月开始，我果断给田阿姨用了桂枝加附子汤，其中附子用到 15g，并重用黄芪、太子参等药。在服用 2 周左右的时候，田阿姨欣喜地告知，出汗已明显好了！现在用这个方法治疗已有 2 个多月，她出汗虽仍有，但较之前已好转大半。这段时间，上海持续 35℃以上的高温，田阿姨来看诊时，额头竟然摸不到汗珠，这对于她来说在以往是不敢想象的。

"寸步难行"对每位医生来说都是极大的考验，但如果能突破出来，在这个过程中所得到的收获，应该是每位医生最宝贵的财富吧。

不孕症治验三则

对许多求子心切的夫妻来说，能怀孕并生出一个健康的宝宝，实在是一件令人期盼着的无比幸福的事。恰当的中医治疗，可以帮助很多生育有困难的夫妻实现为人父母的愿望。这些年行医，我虽然没挂"不孕不育"专科的牌子，但有意无意地，算起来竟然也有十几对难以受孕的夫妻成功怀孕生产了。现选取 3 例简介一下：

（一）李女士，36 岁

她是来调节月经的。主要是痛经，经期延后，一般 40 ~ 60 天行经 1 次，月经色黯有血块并逐年减少，基本上二三天就结束了。舌质黯，苔薄白，脉细涩。考虑血虚合并血瘀，治以养血活血，予少腹逐瘀汤合四物汤加减，治疗 3 个月余，经量有所增加。一日看诊时，欣喜告知已怀孕了，并说婚后 5 年未孕，多家医院看过基本上已放弃希望，无意间竟在这里看好了。

（二）孙女士，37 岁

饱受失眠的困扰已有 3 年，这 1 个月尤其严重，入睡困难，睡 2 小时左右就醒了，醒后再难入睡。我诊断为心肾不交型失眠，予以清心补肾法治疗，很快就取得了良好的疗效。随后她坚持在我这里巩固治疗了几个月。一日看诊时，诉月经已延期半月没来，于是我顺手开了张尿孕酮检查单给她，没想到结果是阳性，原来怀孕了！她又惊又喜，因为多年来一直没有怀孕，本已放弃努力，没想到不但失眠看好了，竟然也怀孕了。大概一年之后，夫妻俩抱着一个胖儿子来看我，很是开心。

（三）陈先生 49 岁，刘女士 30 岁，他们是一对"老夫少妻"

陈先生想解决痰湿重的问题，因为他体重 105 公斤，成天觉得疲惫乏力；刘女士想解决她的甲状腺结节、甲状腺抗体升高的问题。他们结婚已经 7 年了，女方一直没有怀孕，看诊时他们顺口说了一下这个情况，虽不是本次诊疗的目的，但看得出他们是期盼能有个宝宝的。他们前后治疗了 4 个月左右，陈先生的治则是健脾化湿，效果非常明显，体重减轻了十几公斤；刘女士的治则是疏肝解郁，经治甲状腺抗体明显地降低，更可喜的是，她终于怀孕了。直到这时他们才告诉我，原来他们早已检查过了，不孕的原因是陈先生的精子活力明显降低，已吃了多年补肾壮阳的药物，但毫无效果。经过我不经意的治疗，近期复查精子活力已明显地增高，这使得他们颇感意外和感激。

这些事例也给了我很大的启发。其实，对大多数生育困难的夫妻来说，如果经相关检查无明显异常发现，生育应该是很正常的事，不受孕只是暂时没有找到原因和解决的办法而已。中医治疗的关键，就是找到这个原因，并采用恰当的方法来帮助患者。就拿陈先生来说，他以前的治疗是一味地补肾壮阳，不但没有效果，反而造成了痰湿的加重。而通过化湿，相当于祛除了身体里的杂质，这样身体的机能反而得到了恢复。

1例卵巢囊肿治验

卵巢囊肿困扰很多女性患者，也是引起月经失调和不孕不育的一个重要原因。近年随着人们生活习惯的改变和 B 超检查技术的提高，本病的发病率也明显升高。

本病可归属于中医"癥瘕"范畴，其病因复杂，多和肝气郁结、气滞血瘀、内伤生冷、外受风寒、痰湿内盛等因素有关。西医治疗基本上以手术为主，中医则根据患者的具体情况辨证论治。但囊肿一旦形成，消除并非易事，需要较长时间的治疗。我这些年看过的数百例患者中，大多数以寒湿内盛为主，有不少患者经过治疗后囊肿得以缩小和消失。一般越早治疗，效果越好，同时患者在生活习惯上的配合也很重要。

这是 2 年前的一天，一位好友很着急地找我，原来他新婚不久的妻子经体检查出卵巢囊肿，他们不想手术，所以来求我治疗。他们远在北京，无法当面看诊，所以我就在微信里和她视频了一下，开具了一剂以温宫化湿为主要治则的汤药。

香附 9g，当归 9g，熟地 15g，制首乌 15g，白芍 15g，川芎 6g，太子参 15g，白术 9g，茯苓 15g，炙甘草 6g，延胡索 9g，小茴香 3g，车前草 15g，川萆薢 15g，白芥子 9g，桂枝 9g，黄芪 15g，知母 6g，炮姜 3g。

前后大概治疗了半年，中间方子也微调了几次。这天他很欣喜地找我，经复查囊肿已消失了。

如果冷饮、奶茶、冰激凌、冷水果、螃蟹等食品你天天吃的话，为了漂亮，冬天也穿得很少，要风度不要温度的话，那么就要当心卵巢囊肿的发生了。

胃咳验案一则

《素问·咳论》云："五脏六腑皆令人咳，非独肺也。"其揭示了咳嗽并不仅仅是呼吸系统的疾病，身体其他部位出现的问题也会引起咳嗽。想起多年前的一个患者，让我至今印象深刻。

这是一名 65 岁左右的女性，因咳嗽反复 1 个月，门诊主要以抗生素治疗无效，故收治入院。她的症状就是咳嗽，喉咙有时痒，一痒即咳，而且夜间更频繁，甚至影响睡眠，有少许痰，痰色偏白，无明显气喘，无咽喉疼痛，饮食胃纳均正常，其他一如常人，舌象、脉象也没发现什么特殊之处。主要检查结果：白细胞正常范围里偏高，胸片提示肺纹理增多；另外夜间咳嗽时听诊，双肺有少许散在干啰音。主要的西医治疗是静脉应用抗生素，以及解痉平喘、抗过敏等药物，同时中医先后予以清金化痰汤、小青龙汤为基本方加减，治疗2周，竟丝毫不见效果。

作为这名患者的主治医生，当时我非常着急，因为类似的情况以前还没遇见过，于是翻看一些名家医案（可能当时学识有限，看过的书并不多），竟也没找到更合适的治法。这时再读经典，注意到了《素问·咳论》这句话："五脏六腑皆令人咳，非独肺也。"既然不在肺，那会在哪里，会不会是胃呢？虽然这个患者并没有任何的胃部症状，半年前的胃镜检查也没发现异常，但她夜间咳嗽严重，会不会是胃酸反流引起的呢？

于是第2天我给患者开具了一张制酸和胃的处方，本想试试看，没想到竟效若桴鼓。患者服药当天，咳嗽就明显减少，夜间基本不咳了，后以此法治疗2周，痊愈出院。

医生最好的老师其实应该是患者，在诊治过程中思考、体会，得到的才是真正的收获。后来我对这个不常见的"胃咳"做过深入的研究，总结出了病情的特点和治疗的方剂，至今已诊治过数十例了，都取到了良好的疗效。

1例顽固性头痛治验

头痛是一种常见病证，中医通过辨证论治，一般都会有效果。但也时常会遇到一些很难看好的顽固性头痛，这类头痛往往病情复杂，需要医生具有较高的诊断水平，细细分析病机，"观其脉症，知犯何逆"，并采取特制的治疗方法"随证治之"，这样才能取得疗效。最近治疗的一位患者，就让我有了很深的体会。

魏女士今年32岁，是一名商场售货员，年纪不大的她，这5年来饱受头痛的苦恼，并逐年加重，现在几乎每周都发作二三次，每次可持续数小时之久，甚至彻夜疼痛，不能入眠。开始时吃止痛药，头痛可暂时缓解，但疗效已越来越差，并因以前过量服药引起胃溃疡，所以这两年她也很少吃止痛药了。也看过中医，但疗效差强人意。在友人介绍下，抱着试一试的想法来找我治疗。

一眼望去，魏女士给人的感觉就是焦虑憔悴，面色偏暗，两颧已有色斑。自诉整个头都痛，以头顶和两侧较重，吹冷风或劳累时容易发作。夜间入睡困难，容易醒，心烦，容易发脾气，胃口一般，大便不畅，1周仅解2次。舌尖红，其余舌质淡红，舌苔薄白腻，双脉寸滑尺沉。

既往脑CT等检查都正常，翻看以前所服中药记录，大多为天麻钩藤饮等套方。考虑患者病程已久，目前的情况是虚实夹杂：风寒束表，瘀血阻络为实；气血亏虚，心肾不交为虚。故治疗上须综合考虑，予以处方二则：一方以益气养血安神清心为主，酌加祛风活血之品，嘱平时每日服用 2 次；一方偏重祛风止痛活血，嘱头痛发作时临时服用。同时，予以针刺头皮穴位，针刺后患者即刻便觉头脑清醒很多。

1 周后复诊，诉睡眠已明显改善，头痛发作 2 次，但服药后很快就得到了缓解。继予此方法治疗 2 个月，其间每周针灸 2 次，头痛只发作 2 次，服药后也很快得到缓解，睡眠等情况基本正常，白天精力充沛，心情也很好，多年顽疾竟得以治愈。

清上温下——我治疗复发性口疮的心得之一

本文最初于 2013 年发表于《中医思想者·第二辑》，此后"中医出版"和"上医网"这 2 个公众号先后进行了编辑和转载，本文发表后陆续收到一些医生和读者的反馈，他们应用这个方法治疗复发性口疮也取得了良好的疗效，使我倍感欣慰和鼓舞。本文写作于 8 年前，现在看看当时的按语，感觉还是有些稚嫩的，这些年随着自己更多地读书、临证、思考，治疗本病的经验又有了进一步的提高。下面就和大家分享一下我的心得。

3年来，我用清上温下法（附子和黄芩、黄连、黄柏等寒凉药配伍的方法）治愈复发性口疮30余例，疗效颇佳。现举3则典型医案介绍如下：

（一）宋某，男，29岁

2年来，口舌总有几处溃疡作痛，此起彼伏，影响饮食。又觉腰以下冷，畏寒，乏力，夜寐差。辗转求医多处，效果均不理想。曾于某名医处坚定信心服药半年，但也只是让口疮疼痛略有缓解而已，效果并不见好。因我曾治好其亲友之顽疾，遂来我处求诊。症见：倦怠乏力，精神不振，手冷，口中数枚溃疡，舌淡红，苔薄白，脉沉细。其病肾阳亏虚为本，火热上炎为标，治以补肾清热。

处方：淡附片9g，灵磁石30g，黄芩9g，黄连6g，黄柏9g，生栀子9g，生石膏15g，生大黄6g，蒲公英30g，牛膝9g，熟地15g，知母9g，麦冬15g，白术15g。嘱3个月内禁食辛辣生冷。

处方毕，其人颇有不悦之色，说："你这个方子有大半药都曾吃过，并无疗效。"出示前医处方，不外黄连、栀子、板蓝根、金银花、石斛、芦根之属。并说自己也看过一些医书，但不明己病究竟属寒属热？曾自服人参，怕冷有好转，但口疮却又加重。

我告其曰："你这个病是上热下寒之证。中医之精髓在于辨证论治和处方配伍，本方从清上温下为治，治病原则已大不同于前医。先服2周，若无效，可另请高明。"

2周后复诊，患者面有喜色，告曰："服药后口疮好转过半，目前仅余一二处小溃疡，疼痛减轻。"此外，腰以下冷感明显好转，精神面貌大有改观。再以此方加减调治3个月，多年顽疾霍然而愈，后随访半年未见复发。

[按] 口疮诸家治法多从"火"立论，但证有寒热，火有虚实。一般来说，初发的口疮，病程在3个月以内的，多以清热解毒法治之，这是治疗口疮的常法。但本案患者，发病时间已历2年，且伴畏寒、乏力、脉沉细等肾阳亏虚之证，故目前的病机为寒热错杂。若单纯清热必然误事，而必须从整体上考虑。本案处方实脱胎于附子泻心汤、黄连解毒汤、玉女煎诸方，以附子温肾助阳，白术健脾，以脾肾双补、扶正抗邪；黄芩、黄连、黄柏、生栀子、生石膏、生大黄、蒲公英、知母诸寒凉药合用，可协同增效，遍清上中下三焦之热；熟地、麦冬养阴补肾，以期阴阳互济；以磁石、牛膝交通心肾，引火下行。此方乃古法"引火归元""导龙入海"之变通也。

（二）林某，男，65岁

3年来口疮反复发作，基本3个月发作1次，发时疼痛，每次1周左右自行好转。同时5年来每日晨起解稀便2~3次，腰膝怕冷。诊其舌质淡红，苔薄白，脉沉细。我断其为脾肾阳虚，虚火上僭，治以补肾清热兼顾。

处方：淡附片9g，灵磁石30g，补骨脂9g，五味子9g，黄芪15g，党参15g，白术15g，茯苓15g，葛根30g，黄芩9g，黄连6g，黄柏9g，生栀子9g，蒲公英30g，知母9g，牛膝9g，山萸肉15g，炙甘草 6g。

2 周后复诊，口疮已愈，大便次数减少，每日 1 ~ 2 次，较前成形。后以此方调治 3 个月，口疮未发，大便基本每日 1 次而成形。

[按] 本案患者口疮反复，时间较长，而且五更泄泻的症状比较典型，其病因为脾肾阳虚，阴阳不和，虚火作乱。治以附子为主药，并从四神丸、四君子汤、葛根芩连汤等方化裁，以健脾温肾、升阳清热共奏良效。

（三）叶某，女，65 岁

平素并无他疾，唯夜寐欠酣，入睡 4 小时左右，多梦，醒后难以再入眠，求中医调理。我诊其舌脉俱平，乃从益气养阴安神论治，予枣仁、茯神、灵芝、五味子之类。2 周后复诊，睡眠未见改善，然亦无他苦。我再三询问，她忽道："半年来口腔总有几处溃疡，多则三四处，少则一二处，看了几次效果不佳，因不痛也不影响饮食，故而由他去了。"我视之，口中确有 2 处小溃疡，乃断其为上热下寒，从清上温下法治之。

处方：淡附片 9g，灵磁石 30g，黄芩 9g，黄连 6g，黄柏 9g，生栀子 9g，蒲公英 30g，牛膝 9g，熟地 15g，山萸肉 15，知母 9g，麦冬 15g，白术 15g。

2 周后复诊，欣喜告曰口疮已好，且睡眠亦有改善，可睡 5 小时以上。后以此方渐减寒凉之药，增以安神之品，调治 3 个月，口疮未发，每日可入眠 6 小时。

[按] 清上温下法，适用于上热下寒之证，但临证往往遇到寒热不典型者。对于此类患者，我认为只要口疮反复 3 个月以上，或单用清火药不效者，均可以本法治之。这类患者虽症状不典型，但病程过长，细细辨析，必有肾阳不足、火热上炎之病机存在。正虚抗邪无力，故而反复不愈。我 3 年来以此法治愈顽固性口疮 30 余例，几无不效者。

1 例重症口疮的治验与心得

李阿姨，59 岁，初诊于 2017 年 7 月中旬。

口疮反复发作已经 10 年了，近 3 年尤为严重，口舌疼痛并影响吃饭。西医已没有办法，所以这 3 年来她看了很多中医，其中有 3 位看的时间最长，每位都看了 4 个月以上，可惜并没有什么疗效。正是看到了我之前的那篇口疮治验的文章，所以来找我看诊。患者胃口、睡眠、大小便基本上都正常。

初诊时，李阿姨的口疮几乎满口都是，溃疡面至少有 30 个。为她看诊时间最长的三位医生处方如下：

1 号医生的处方：黄连 3g，黄芩 24g，赤芍 12g，生地 30g，甘草 6g，莪术 30g，丹皮 9g，山慈菇 6g，莲子心 3g，土茯苓 30g，蒲公英 30g，淡竹叶 9g。

他的思路很明晰，就是我们治疗口疮最常用清热解毒的治则。

2 号医生的处方：茯神 9g，茯苓 12g，薏苡仁 15g，白扁豆 12g，淡竹叶 15g，白花蛇舌草 24g，北沙参 9g，地黄 12g，甘草 6g，黄连 6g，白术 12g，山药 12g，黄芩 12g，黄芪 30g。可能受到前一位医生的影响，单纯清热解毒是不行的，所以他的思路应该是清热解毒加上益气健脾化湿。

3 号医生的处方：丹皮 15g，猪苓 15g，薏苡仁 30g，厚朴 9g，路路通 15g，白花蛇舌草 30g，牡蒿 30g，莪术 15g，炙甘草 9g，生白术 27g，五味子 9g，冬瓜皮 30g，地黄 30g，山药 30g，赤芍 15g，苍术 15g。应该是以健脾化湿为主。

她的舌质红，苔薄白腻，脉细滑、尺部沉细，我判断这是上热下寒、火不归元之证，于是用了清上温下法。处方如下：

炮附子 12g，磁石 30g，黄芩 3g，黄连 3g，黄柏 3g，生栀子 9g，蒲公英 9g，党参 15g，茯苓 15g，炙甘草 3g，川牛膝 9g，熟地黄 15g，山茱萸 15g。7 剂。

二诊时，看起来口疮并没有好转，甚至有加重的倾向，这让我颇感意外。考虑患者口疮年久，并且长期应用寒凉之药，必为凉药所伤，故二诊处方大幅削减寒凉之品，加大温阳潜阳之品。

炮附子 12g，干姜 6g，炙甘草 6g，磁石 30g，龟板 9g，鳖甲 9g，茯苓 15g，川牛膝 9g，熟地 15g，谷精草 9g，密蒙花 9g，黄芩 3g，百合 9g，生地 15g。7 剂。同时嘱患者控制饮食，不要吃辛辣和寒凉食品，尤其不要吃水果。

三诊时，口疮已明显减少，疮面有收口的迹象。患者也诉口舌疼痛明显减轻。上方酌加活血生肌之品，处方：

炮附子 15g，干姜 6g，炙甘草 6g，磁石 30g，龟板 9g，鳖甲 9g，茯苓 15g，川牛膝 9g，熟地 15g，谷精草 9g，密蒙花 9g，黄芩 3g，百合 9g，生地 15g，玉竹 6g，当归 9g。7 剂。

四诊时的情况较上次又有好转，原治则继续巩固治疗：

炮附子 15g，干姜 6g，炙甘草 6g，磁石 30g，龟板 9g，鳖甲 9g，茯苓 15g，川牛膝 9g，熟地 9g，谷精草 9g，密蒙花 9g，黄芩 3g，百合 9g，生地 9g，吴茱萸 3g，当归 9g。7 剂。

五诊、六诊的情况和四诊差不多，用药基本同前：

炮附子 9g，干姜 6g，磁石 30g，龙齿 15g，炙甘草 6g，玉竹 9g，黄芩 6g，百合 15g，生地 15g，淮小麦 30g，白芍 9g，密蒙花 9g，女贞子 9g，旱莲草 15g，淫羊藿 9g，当归 9g，知母 6g。7 剂。

七诊时，口疮已基本上全好了。至此，困扰李阿姨 10 年之久的口疮顽疾，经一个半月的治疗，基本上可告痊愈。继予原方加减巩固疗效：

炮附子 9g，干姜 6g，磁石 30g，龙齿 15g，炙甘草 6g，玉竹 9g，黄芩 6g，百合 15g，生地 15g，淮小麦 30g，白芍 9g，密蒙花 9g，女贞子 9g，旱莲草 15g，淫羊藿 9g，当归 9g，知母 6g，乳香 6g。7 剂。

现在李阿姨仍然坚持每周前来看诊，巩固治疗中。

[按] 虽然初诊并没有取得预期的治疗效果，但"清上温下法"这个治则并没有错，应用时能否取效的关键是要根据患者的具体情况来调节寒热药物的比例，组方是可以灵活变通的。最终取得良好的疗效，当然也要感谢患者李阿姨的信任与坚持。

我最主要的师父是上海市名中医徐蓉娟教授，在她的指导下深入研习了徐小圃、祝味菊、徐仲才等先生的学术经验，受益良多。这几位先生都是重视扶阳的医家，但他们并不是唯阳气论者，更不是所谓的"火神派"，而是极为重视阴阳的互根互用，擅长温阳药的配伍。在学习过程中，陆鸿元、郭天玲教授也对我有指导之恩。我的研究生导师是樊建开教授，擅长各种疮疡的治疗，早年她就指导我治疗疮疡首要辨证阴证和阳证。正是他们这些良师的教育和指导，才使我掌握了治疗口疮"清上温下"的这一宝贵方法。此外，好友邢斌医师也给了我很多的帮助。

耳朵流脓从肝论治

这名女性患者，28 岁，初诊诉右耳反复流脓 3 个月；同时伴有耳痛，听力略有下降。曾服用某中成药无效，也去五官科检查过，并用过一段时间抗生素，耳朵流脓仍无明显改善，故来寻求中医治疗。

查体：患者右耳内隐约可见黄绿色脓液，舌质红，舌苔厚腻偏黄，脉弦滑数。检查时，患者双手鱼际处的皮疹引起了我的注意：

皮疹分布于双手整个鱼际处，色红湿润并有渍水，便问这是何时得的？患者回答："这也是3个月前出现的。"当时她去广东出差，天气炎热，穿过宾馆里的拖鞋，第2天双脚即发皮疹、瘙痒，很快手部也出现皮疹，用药膏涂抹，此起彼伏并不断根，再过不久便出现了耳朵流脓。

原来发病过程是这样！把这些信息联系起来，我便有了明确的判断，该患者应该是肝胆湿热证。最初感染湿热之邪，因湿性浸淫，走窜全身，故发皮疹。但治疗不得法，用药膏一味封堵，使邪无出路，犯于少阳，因耳为足少阳胆经循行之处，故见耳朵流脓。于是开具了以龙胆泻肝汤为基本方的汤药，以清泻肝胆湿热为主要治则。方药如下：

柴胡 12g，黄芩 9g，龙胆 9g，生栀子 9g，生地 15g，车前草 15g，泽泻 9g，炙甘草 6g，当归 9g，地肤子 15g，白鲜皮 15g，苍术 9g，石菖蒲 15g，蝉蜕 9g，金银花 9g，连翘 9g，茯苓 15g，藿香 3g，佩兰 3g，黄柏 6g。

1周后复诊，患者大喜过望，耳朵流脓症状已基本消失，皮疹也好了很多。

皮疹顽疾，3剂见效

这天，一位妈妈带着她的儿子前来看诊。他叫小荣，今年17

岁，在读高二，看起来很清秀，也略显腼腆。

他的问题是身上皮疹发作，又红又痒，瘙痒难忍时会影响学习，已经快2个月了。自幼体弱多病，以前也发过皮疹，但从没有这么长时间也不好。妈妈很是着急，带着他看了好几家医院的皮肤科专家，吃了西药，以及外涂药膏，但没有什么效果。

初诊时，他的皮疹较多分布于胁肋两侧和手臂外侧，色红，面积较大。我分析这和饮食不当等原因有关，造成血热妄行，兼之患者表虚营卫不和，并且皮疹多分布于肝经循行部位，故拟方以清营凉血为主，酌加和营疏肝之品。

丹皮15g，金银花15g，地肤子15g，白鲜皮15g，黄柏15g，桂枝9g，赤芍9g，柴胡9g，黄芩9g，生地黄15g，连翘15g，石斛15g，旱莲草15g，豨莶草15g，紫草9g，水牛角9g，苦参9g，生栀子9g，甘草6g。7剂。

1周后复诊，皮疹已明显好转。"其实吃到第3天就明显好了"，他妈妈很高兴地说道。

1 例奇怪的皮疹

时间已经过了零点，医院的病房里极为安静，患者们早已熟睡，值班室里，我整理好这一天的病历，正想休息一会儿，患者谢阿姨敲门走了进来。

谢阿姨今年65岁，因患有"脑梗死"收入院，经过几个星期的治疗和康复锻炼，她的病情已明显得到改善，准备明天上午就出院了。这时来找我，不知有何事？她有点不好意思地说道："姜医生啊，这次住院治疗我很满意，但是我还有一个怪病，一直不好意思说，因为明天就要出院了，见您还没睡，便进来请教一下。"

原来困扰谢阿姨的怪病是这样的：这2年来，她在夜间时常皮肤起红疹，连接成片，胸腹四肢均有，瘙痒难忍，大概1个小时左右会自行褪去，褪后不留任何痕迹。最初每个月发作一二次，逐渐加重，到现在每周都要发作二三次。

"曾经看过多家皮肤科，吃过激素，吃过抗过敏的西药，也吃过中药，但都没什么效果。您看，现在身上又发作了。"检查了一下，果然，在她腹部、背部、手臂处，有几块红色成片的皮疹。接着我又问了谢阿姨的一些其他情况：她平时怕冷，只能喝热水；有时腹痛，腹痛时需用热水袋才能缓解。面色偏黑偏黯，舌质淡，苔白腻，脉沉细。

她把以前看中医的资料拿给我看，粗略翻了一下，前面这些医生无一例外地从清热化湿这个角度来治疗的。

"这可真是奇怪的病啊！"我一边思索，一边在和谢阿姨交谈。大概过了15分钟左右，她说道："现在不痒了，皮疹应该是消失了。"再看前面发皮疹的部位，那些红疹竟然消失得无影无踪！

我抬手看了下手表，时间是0点45分，便问："您平时一般都在几点钟发病呢？"她答道："基本上都在晚上，其中10次有七八次，就是在这个时间点儿发病！"

这个怪病虽然平时不常见，但经过望闻问切的综合分析，我心中已有了答案。《黄帝内经》云："有诸内，必形诸外。"很多身体外在的疾病和表现，其实是身体内部的病变造成的。高明的医生治病，也绝不能简单地"头痛医头、脚痛医脚"，而是要综合全面地考虑。患者平时畏寒、腹痛、饮热等征象均提示阳虚十分明显，而皮疹发作的时间是子时，正是阴阳交接、阳虚至极之时。阳虚阴盛，格阳外越，故见皮色红晕成片，这也可解释其随时间推移，阳气渐复而自愈的特点。治疗上应采取温潜之法，温以壮其怯，潜以平其逆。处方如下：

炮附子 15g（先煎），干姜 9g，磁石 30g，龟板 15g，砂仁 3g，吴茱萸 9g，白术 9g，黄柏 9g，炙甘草 6g。7 剂。

这 7 剂药出院时带走，同时告知谢阿姨我的门诊时间。她很高兴，因为以前的医生都没有从这个角度来治疗这个怪病，表示一定要来复诊。

1 周、2 周、3 周……基本以上方为主治疗，谢阿姨皮疹发作次数越来越少了，治疗到 3 个月的时候，已不再发作了，原来的腹痛也明显得到了改善。